中国科学院教材建设专家委员会规划教材
全国高等院校医学实验教学规划教材

卫生化学实验

主　编　毋福海
副主编　张丽萍　陈漫霞
编　委　（以姓氏笔画排序）
毋福海　广东药科大学
刘桂英　山西医科大学
孙　静　广东医科大学
杨弋星　大理大学
杨晓辉　宁夏医科大学
张加玲　山西医科大学
张丽萍　包头医学院
陈利琴　天津医科大学
陈漫霞　广东药科大学
周　彤　南昌大学
孟佩俊　包头医学院
梁青青　包头医学院

科学出版社
北　京

内 容 简 介

本书为全国普通高等教育预防医学类实验规划教材，为中国科学院教材建设专家委员会规划教材《卫生化学》（案例版，第 2 版）的配套教材。全书共分三章。第一章为绪论，介绍卫生化学实验课的目的要求、常用的基本操作、实验数据的处理等。第二章为 14 个具有代表性的验证性与综合性实验，涉及空气、水、食品和生物材料等样品及常用的分析方法。第三章为设计性与考核实验。

本教材可供预防医学类及其相关专业教学使用，也可作为卫生检验、医学检验、环境监测和药物分析等方面的工作人员参考。

图书在版编目（CIP）数据

卫生化学实验 / 毋福海主编. —北京：科学出版社，2017. 1

中国科学院教材建设专家委员会规划教材 · 全国高等院校医学实验教学规划教材

ISBN 978-7-03-050914-7

Ⅰ. ①卫…　Ⅱ. ①毋…　Ⅲ. ①卫生学–分析化学–实验–医学院校–教材　Ⅳ. ①R113-33

中国版本图书馆 CIP 数据核字(2016)第 291147 号

责任编辑：赵炜炜　胡治国 / 责任校对：郑金红

责任印制：徐晓晨 / 封面设计：陈　敬

科学出版社出版

北京东黄城根北街 16 号

邮政编码：100717

http://www.sciencep.com

北京凌奇印刷有限责任公司印刷

科学出版社发行　各地新华书店经销

*

2017 年 1 月第　一　版　开本：B5（720×1000）

2021 年 1 月第 三 次印刷　印张：5

字数：89 000

定价：24.00 元

（如有印装质量问题，我社负责调换）

前　言

《卫生化学实验》是《卫生化学》(案例版，第2版)立体化系列规划教材之一。卫生化学是预防医学专业的一门主要专业基础课程，也是一门实践性和应用性很强的方法学科。卫生化学实验是卫生化学教学中不可缺少的组成部分，对培养学生的科学思维方法、创新能力及全面掌握基本操作技能，全面推进素质教育有着重要的作用。实验教学是理论教学的一种延续，既能让学生加深对理论知识的理解，又能有效地训练学生的实验技能，培养学生的观察能力、实践能力、创新能力、创新精神和科学素养。因此，实验教学是培养高素质创新人才的重要教学环节。实验教材是体现实验内容、教学方法和人才培养思想的载体，是培养高素质创新人才的重要保证。

本教材作为《卫生化学》(案例版，第2版)教材的配套教材，实验内容涵盖了卫生化学的基本实验方法。考虑到大多数医学院校没有开设分析化学课程，学生的基本实验操作技能锻炼不够，特别增加了玻璃仪器的洗涤和干燥、分析天平、移液管和容量瓶的基本操作等内容。

本教材主要内容分三章。第一章为绪论。第二章为验证性实验与综合性实验，编写了十四个验证性与综合性实验，涉及空气、水、食品、化妆品和生物材料中与健康相关的物质的测定。第三章为设计性实验与考核实验。学生通过运用所学知识，自行提出问题，进行选题并设计研究方案，通过实施实验、观察实验结果、对实验结果进行分析处理等环节，最终得出研究结论。旨在培养学生的创新意识和创新能力，提高学生发现问题、分析问题和解决问题的能力。

本教材适用于预防医学专业本科学生学习，同时可供从事卫生检验、医学检验、环境监测和药物分析等方面的工作人员参考。

在本教材的编写过程中，参考了部分已出版的高等学校教材和有关著作，在此向有关作者和出版社一并致谢。在本教材出版之际，还要感谢科学出版社的领导和编辑们对本教材出版所付出的心血！对参加本教材编写的编委及支持他们工作的单位领导表示由衷的感谢！衷心感谢广东药科大学的领导及教务处、教材科的大力支持！教材中难免存在疏漏和不妥，敬请使用本教材的各院校师生和广大读者提出宝贵意见，以便再版时进一步修改和完善。

毋福海

2016年6月于广州

目　录

第一章 绪 论

第一节 卫生化学实验课的目的与要求

一、卫生化学实验课的目的

卫生化学(sanitary chemistry)是高等医学教育预防医学专业的一门必修课，是预防医学的重要组成部分。卫生化学是应用分析化学的基本理论和实验技术研究人类生活环境中与人群健康相关的化学物质的质、量及其变化规律的学科。

卫生化学是分析化学和预防医学的交叉学科，与公共卫生与预防医学事业的发展密切相关。例如，通过确定生化指标及其代谢产物对慢性非传染病的防治进行研究；为中毒或不明原因群体性疾病流行事件的处理和救治措施提供依据；通过对营养成分的检验，科学阐述营养与健康的关系；从分子水平探讨环境与健康的关系，为人类罹患与环境有关的疾病的危险性评价提供新方法；为卫生监督执法提供技术支撑；为各种卫生标准的制订提供依据等。

总之，卫生化学是从分子水平为疾病预防控制、卫生监督评价等提供研究方法和根据，是预防医学研究的“方法学科”“眼睛学科”。因此，预防医学从业人员不仅要掌握卫生化学的基本理论和基本知识，还要有熟练的操作技能、实事求是的科学态度和优良的科学作风，才能准确、可靠地获取检测结果和信息，对具体事件做出科学、合理的评价。所以，卫生化学实验课是卫生化学课程教学中不可缺少的组成部分。

卫生化学实验课的目的：通过实验，加深对卫生化学基本理论、基本知识的理解。正确、熟练地掌握卫生化学中常用的检测方法及规范化的操作技能，掌握检测结果的处理方法，提高观察、分析和解决问题的能力，以获得较强的从事预防医学和卫生检验工作的能力。通过设计性实验的训练，模拟方法建立的整个过程，培养学生独立思考和工作的能力及运用卫生化学理论及相关基础与专业知识解决实际问题的能力和创新意识，养成严肃、认真、细致的工作作风，培养实事求是的科学态度和对事业的高度责任心，为今后从事预防医学和卫生检验工作打下坚实的基础。

二、卫生化学实验课的要求

为了达到上述目的，要求做到以下几点。

1. 实验前认真预习 实验前要认真预习实验内容，并复习与实验有关的教学内容。通过预习，明确实验目的与要求，领会实验原理，了解实验步骤和注意事项，预先安排好实验进程，估计实验中可能发生的问题及处理办法，并在预习的基础上写好预习报告。预习报告的内容包括：实验目的、实验原理、主要操作步骤、注意事项、实验数据的记录表格。进入实验室时，将预习报告交给指导教师审核，未写预习报告者，不得进入实验室进行实验。

2. 实验中认真操作 实验时，要严格按照操作规程进行实验，绝不允许为了贪图“方便、省事”而不按实验规范操作。要仔细观察实验现象，并对实验时所遇到的现象或问题联系理论认真思考。如实验过程中出现与教材叙述不一致的现象或情况，应根据情况如实记录。实验中要善于思考，不要匆忙赶进度，要学会用有关的理论解释实验中的问题，如有疑问，可与指导教师讨论，或写入实验报告中。

实验记录要做到及时、准确、如实、详尽和清楚。“及时”是指将实验中观察到的现象、测得的数据及时记录在实验记录本上(不准随便记在纸条或实验书上)；“准确、如实、详尽”是指实验记录不掺杂任何主观因素，不受任何资料或他人实验结果的影响，尤其是实验中出现“不正常”现象时，必须如实、详尽地记录。“清楚”是指字迹必须清晰可辨，不准用易于涂改或消褪的笔(如铅笔)做原始记录。另外，用表格的方式记录数据更简练、清楚。实验的原始记录不得涂改，如确实写错，只可用删除线。

完整的实验记录应包括：日期、实验内容、目的、操作、现象及注意事项，使用精密仪器还应记录仪器的型号及编号等。

3. 实验后认真总结 实验结束后，应及时整理和总结实验结果，写出实验报告。实验报告要求整齐、清楚、条理清晰。实验报告包括：①实验题目、日期；②实验基本原理；③主要仪器和试剂；④实验步骤；⑤实验原始记录，包括称量、滴定体积及特殊的实验现象等的记录；⑥实验结果报告，可用表格形式列出并附上计算公式及计算过程；⑦实验讨论，讨论实验结果的误差来源、经验教训或心得体会。

目的、原理、仪器、操作等只要求做简明扼要的叙述，不必要将实验教材抄录一遍，但对实验条件、操作要点及实验成败的关键环节应做清楚描述。实验结果首先是如实记录实验观察到的现象及各种原始数据，还应包括根据实验要求归纳整理数据后进行计算的过程及计算结果，包括根据实验数据及计算结果做出的各种图表(如曲线图和对照表等)。讨论部分不是对结果的重述，而是对实验结果、方法和异常现象进行讨论及对实验设计的认识、体会和建议。一般实验要有结论，简单扼要地说明本次实验所得结果。

总之，要真正掌握好每一个基本操作，得出每一个准确的实验数据，做出正确的判断结论，并有意识地培养自己分析问题和解决问题的能力。

此外，还要注意：①严格遵守实验室的有关规章制度。进入实验室，应穿白色工作服，不得将与实验无关的任何物品带入实验室。熟悉实验室及其周围的环境。②要注意节约，试剂、滤纸、纯水及自来水、电等都必须按要求使用，取用试剂时要看清标签，以免因误取而造成浪费和失败。当不慎发生试剂污染时，应及时报告任课教师。公用试剂、药品应在指定位置取用。取出的试剂、药品不能再倒回原瓶。洗仪器用水要遵循“少量多次”的原则。可回收利用的废溶剂应回收至指定的容器中，不可任意弃去。腐蚀性残液应倒入废液缸中，切勿倒进水槽，以免腐蚀下水道。③爱护仪器，小心使用。实验课开始和最后结束都要按照仪器清单认真清点自己使用的一套玻璃仪器，实验中损坏和丢失的仪器要及时去登记领取。使用精密仪器，需经教师同意，按规定程序操作，用完后必须在仪器使用记录本上记录仪器状态并签名。④经常保持实验室的整洁、安静。注意实验台面的整洁，仪器放置须有次序。⑤必须经指导教师检查并在原始记录上签名后方可离开实验室。

第二节　常用的基本操作

一、玻璃仪器的洗涤和干燥

(一) 玻璃仪器的洗涤

在卫生检验工作中，洗涤玻璃仪器不仅是一项必须做的实验前准备工作，也是一项技术性的工作。仪器洗涤是否符合要求，对检验结果的准确度和精密度均有影响。洗涤的目的是去除仪器表面的污物和可能干扰实验的物质，洗涤后的玻璃仪器应清洁透明，其内、外壁能被水均匀地润湿，且不挂水珠，干燥后不留水痕。

洗涤仪器的方法很多，应根据实验的要求、污物的性质和沾污的程度来选择。一般来说，附着在仪器上的污物有尘土和其他不溶性物质、可溶性物质、有机物质和油污等。针对这些情况，可以分别用下列方法洗涤。

1. 振荡洗涤法　又叫冲洗法，利用水把可溶性污物溶解而除去。往仪器中注入少量水，用力振荡后倒掉，连洗数次。仪器外壁可直接用自来水冲洗，然后用去离子水冲洗。

2. 刷洗法　对于不易冲洗掉的污物，可用毛刷刷洗。一般来说，一些附着在仪器上的灰尘或其他不溶性物质及水溶性物质，可直接用毛刷蘸自来水刷洗，然后用自来水冲洗，最后用去离子水荡洗或冲洗即可；如果仪器表面附着油污和有机物质，可先用自来水冲刷，然后用毛刷蘸洗衣粉、去污粉或肥皂直接刷洗仪器内、外壁，再用自来水冲洗，最后用去离子水荡洗 2～3 次。

3. 浸泡洗涤法　对于不溶于水、刷洗也不能除掉的污物，可利用洗涤液与污物反应转化成可溶性物质而除去。具有精确刻度的量器(如移液管、刻度吸管、容量瓶等)，为了保证其容量的准确性，不宜用毛刷刷洗。如果这些量器用一般的冲洗法无法洗净时，也宜采用浸泡洗涤的方法洗涤。具体方法是：先用自来水冲洗仪器，把仪器中的水倒尽，再倒入少量洗涤液，转动仪器使洗涤液润湿仪器内壁所有表面，再将洗涤液倒回洗涤液瓶中。对于顽固性污物可用洗涤液浸泡一段时间(如过夜)效果更好。洗涤液洗完以后，用自来水冲洗干净洗涤液，再用去离子水荡洗仪器 2～3 次。

实验室常用的洗涤液有以下几种。

(1) 铬酸洗液：具有强酸性和强氧化性，对各种污物均有较好的去除能力。铬酸洗液的配制方法：取 20g 工业用 $K_2Cr_2O_7$ 于 500ml 烧杯中，加水 40ml，加热溶解后，放冷，在搅拌下缓缓加入 360ml 浓 H_2SO_4 即成，溶液呈暗红色，贮于磨口细口瓶中。由于浓 H_2SO_4 易吸水，应用磨砂玻璃塞子塞好。

铬酸洗液具有强酸性、强脱水性和强氧化性，腐蚀性极强，易烫伤皮肤、烧坏衣服，使用时要格外小心，并按照如下要求使用：①使用洗液前，必须先将玻璃仪器用自来水冲洗，并把水倒尽，以免洗液被稀释而降低效果。②用过的洗液应倒回原瓶，可反复使用，直至溶液变为绿色(请思考原理)。③残留在仪器内的少量洗液，先用少量自来水洗一次，并将废水倒入废液缸中。失效的洗液也不能倒入下水道，只能倒入废液缸内另行处理，以免造成环境污染。④用洗液浸泡沾污仪器一段时间，洗涤效果更好。

(2) 酸液：一些可以溶于酸的无机盐或金属等物质，可用不同浓度的盐酸、硝酸或硫酸对仪器浸泡和洗涤，必要时可适当加热。但不宜温度过高，以免酸挥发和分解。

(3) 碱液：主要是不同浓度的 NaOH、氢氧化钾和碳酸钠溶液等。适用于油脂和有机物的洗涤，可采用浸泡和浸泡加热的方法。需要注意的是高浓度热碱对玻璃有腐蚀作用，尤其是具有精确刻度的量器要特别注意。

(4) 合成洗涤液：将洗衣粉或洗洁精配成大约 0.5%的水溶液。可用于洗涤油脂或某些有机污物。

(5) 还原性洗涤液：用于洗涤氧化性物质，如可用草酸的酸性溶液(10 g 草酸溶于 100ml 20%的 HCl 溶液中)洗涤 MnO_2。

(6) 碱性 $KMnO_4$ 溶液：能除去油污和其他有机污垢。配制方法：取 4g 工业用 $KMnO_4$ 溶于少量水中，缓缓加入 100ml 10%NaOH 溶液。使用时倒入待洗仪器，浸泡一会儿后再倒出，但会留下褐色 MnO_2 痕迹，须用盐酸或草酸洗涤液洗去。

(7) 有机溶剂：适于洗涤各种油污和其他有机污物。可根据污物的性质，选择适当的有机溶剂。常用的有机溶剂有：乙醇、乙醚、丙酮、汽油、石油醚等。有机溶剂易着火，有的甚至有毒，使用时应注意安全。

(8) 特殊洗涤液：一些污物用一般的洗涤液不能除去，可根据污物的性质，采用适当的试剂进行处理。例如，硫化物沾污可用王水溶解；沾有硫磺时可用 Na_2S 处理；AgCl 沾污可用氨水或 $Na_2S_2O_3$ 处理。

一些难以去除的污物，有时需要两种或多种洗涤液联合使用，才能取得好的去污效果。一般方法很难洗净的有机污物，可用乙醇-浓硝酸溶液洗涤。先用乙醇润湿器壁并留下约 2ml，再向容器内加入 10ml 浓硝酸静置片刻，立即发生剧烈反应并放出大量的热，反应停止后用水冲洗干净。此过程会产生红棕色的 NO_2 有毒气体，必须在通风橱内进行。注意，绝不可事先将乙醇和硝酸混合!

需要注意的是：做痕量金属分析的玻璃仪器，为了消除玻璃仪器本身溶出金属的干扰，用稀硝酸溶液浸泡玻璃仪器后，不要用自来水冲洗，应直接用去离子水冲洗仪器。

4. 超声波清洗法 超声波清洗器是利用超声波发生器所发出的高频振荡讯号，通过换能器转换成高频机械振荡而传播到介质——清洗液中，超声波在清洗液中疏密相间地向前辐射，使液体流动而产生数以万计的微小气泡，存在于液体中的微小气泡(空化核)在声场的作用下振动，当声压达到一定值时，气泡迅速膨胀，然后突然闭合，在气泡闭合时产生冲击波，在其周围产生上千个大气压力，数百度的高温，这种现象被称为“空化”效应。“空化”效应致使物体表面的污物被分散、破裂及剥落，分散于清洗液中，从而达到清洗净化的目的。由于超声波固有的穿透力，可以清洗各种表面复杂、形状特异的物件，对小孔和缝隙都有很好的清洗效果，对不吸音或吸音系数小的物体清洗效果最佳。超声波清洗器主要适用于实验室小批量的清洗、脱气、混匀、提取、细胞粉碎。

洗涤玻璃仪器时，通常先用自来水洗涤，不能奏效时再用去污粉、肥皂液、合成洗涤剂等刷洗，仍不能除去的污物，再采用其他洗涤液洗涤。洗涤完毕后，都要用自来水冲洗干净。必要时再用少量去离子水淋洗 2～3 次。

(二)玻璃仪器的干燥

实验室中往往需要洁净干燥的玻璃仪器，玻璃仪器的干燥方法一般有以下几种。

1. 晾干 适用于不急于使用或不宜加热干燥的玻璃仪器。将洗净后的仪器倒置在格栅板上或实验室的干燥架上，让其自然干燥。

2. 吹干 适用于急需干燥使用的玻璃仪器。将仪器倒置沥去水分，用电吹风的热风或冷风干燥。

3. 快干(有机溶剂法) 适用于急需使用，又不宜加热干燥的玻璃仪器。在洗净的仪器内加入少量易挥发且能与水互溶的有机溶剂(如丙酮、乙醇等)，转动仪器使仪器内壁湿润后，倒出混合液(回收)，然后晾干或吹干。其干燥原理：有机溶剂和水可以互溶，用有机溶剂将水带出，然后利用有机溶剂沸点低、易挥发的性质，挥干有机溶剂。

4. 烘干 适用于一般玻璃仪器。将洗净的仪器控去水分，放在电烘箱的搁板上，温度控制在 105～120℃烘干；也可放在红外灯干燥箱中烘干。称量瓶烘干后要放在干燥器中冷却和保存。带实心玻璃塞的及厚壁仪器烘干时要注意慢慢升温并且温度不可过高，以免烘裂；量器(如移液管和容量瓶)不可放于烘箱中烘干。

5. 气流烘干器干燥 气流烘干器是利用热气流快速烘干玻璃器皿的小型干

燥设备，适用于试管、烧杯等玻璃器皿的快速干燥。气流烘干器具有加热和吹干双重作用，具有干燥快速、无水渍、使用方便等特点。

二、称　量

称量是卫生化学实验中最基本的操作技能之一。称量所用的仪器是天平。天平是卫生化学实验中最重要、最常用的仪器之一，天平的称量误差直接影响检验结果。因此，必须了解常见天平的结构，学会正确的称量方法。

(一) 天平的分类和性能

1. 天平的分类 天平根据制造原理可以分为两大类，即根据杠杆原理制造的机械天平和根据电磁力平衡原理制造的电子天平。按结构可分为等臂双盘天平和不等臂天平。等臂双盘天平又可以分为阻尼天平和电光天平；不等臂天平又可分为单盘减码式电光天平和电子天平。按精度，即天平的名义分度值(天平的最小称出量)与最大载荷之比，可分为十级，见表 1-2-1。

表 1-2-1　天平精度分级表

精密级别	1	2	3	4	5	6	7	8	9	10
名义分度值与最大载荷之比	1×10^{-7}	2×10^{-7}	5×10^{-7}	1×10^{-6}	2×10^{-6}	5×10^{-6}	1×10^{-5}	2×10^{-5}	5×10^{-5}	1×10^{-4}

卫生化学实验室常用的天平，其载荷多为 200g，分度值为 0.1mg，故名义分度值与最大载荷之比为5×10^{-7}。从表 1-2-1 可见，此类天平为三级。

此外，还可以按称量范围和天平的分度值分类，如按天平的分度值分为千分之一天平、万分之一天平和十万分之一天平等。

根据要求(准确度和称样量)不同，应选用不同级别的天平。例如，粗称应该用分度值为 0.1g 或 0.01g 的托盘天平或电子天平；精密称定应该选用万分之一天平，甚至十万分之一天平。

2. 天平的性能 天平性能的好坏直接关系到能否称量准确，天平性能主要以稳定性、灵敏性、正确性和示值的不变性四个性能指标表示。

(1) 稳定性：指天平受到外力扰动后，能够自动回到其初始平衡位置的能力。对于机械天平就是指针自动回到平衡位置的能力；对于电子天平，其平衡位置是用数字指示的示值来表现的，所以，其稳定性是指其回到原示值的能力。天平的稳定性是天平可以使用的首要判定条件，不具备稳定性的天平根本不能使用。

(2) 灵敏性：指能察觉出放在天平称量盘上的物体质量改变量的能力，用灵敏度表示。

对于机械天平，灵敏度是指在天平称量盘上增加 1mg 质量时，天平指针的平衡点移动的格数(分度)，以格/mg 表示。指针偏移的格数越多，天平的灵敏度越高。天平的灵敏度也可用分度值或“感量”来表示。分度值是指针在读数标尺上，每移动一格时所需质量数(毫克数)。单位是：mg/格。分度值与灵敏度互为倒数关系，如分度值为 0.1mg/格的天平，其灵敏度为 10 格/mg。

对于电子天平，其灵敏度可以用角灵敏度、线灵敏度、分度灵敏度或数字(分度)灵敏度来表示。

天平能察觉出来的质量改变量越小，则表明天平越灵敏。天平灵敏度是判定天平优劣的重要性能指标之一。

(3) 正确性：指天平示值的正确性，它表示天平示值接近(约定)真值的能力。从误差角度来看，天平的正确性就是反映天平示值系统误差大小的程度。对于机械天平，其正确性主要表现在天平臂比的正确性。不管是机械天平，还是电子天平，其正确性还表现在天平的模拟标尺或数字标尺的示值正确性，以及由于在天平称量盘上各点放置载荷时的示值正确性上。

(4) 示值的不变性：是指天平在相同条件下多次称量同一物体，所得称量结果的一致程度。

(二) 分析天平使用方法

分析天平是精密仪器，使用时要认真、仔细，要预先熟悉使用方法，否则容易出错，使得称量结果不准确或损坏天平部件。目前，卫生化学实验室常用的分析天平有双盘全机械加码电光天平和电子天平两类。

1. 电光天平的使用方法

(1) 取下防尘罩， 折叠整齐后放于天平箱顶部。

(2) 检查：检查各个部件是否正常，如横梁和吊耳的位置，砝码和圈码的数目和位置及所有指数盘是否都在“0”位等；检查天平盘是否洁净，用软毛刷清扫天平盘；检查天平箱内的硅胶是否有效，放硅胶(干燥剂)的容器是否靠住天平盘；检查天平是否水平，如不水平，用天平脚的升降螺丝调整；如有特别要求，应全面检查天平的计量性能；开启天平观察天平的摆动或电光天平的光路系统是否正常。

(3) 调零：接通电源，打开升降旋钮，此时在光屏上可以看到标尺的投影在移动。当标尺稳定后，如果屏幕中央的刻线与标尺上的“0”线不重合，可拨动投影屏调节杆，移动投影屏的位置，直到投影屏中央的刻度线恰好与标尺中的“0”线重合，即为零点。如果投影屏调节杆移到尽头仍调不到零点，则关闭天平，调节横梁上的平衡调节螺丝(这一操作由教师进行)，再开启天平继续拨动投影屏调节杆，直到调定零点，然后关闭天平，准备称量。

(4) 称量：将欲称物体先在托盘天平或精度较低的电子天平上粗称，然后放到天平右盘中心，关好天平门。根据粗称的数据，按照“从大到小，中间截取，逐级试重”的规律加减砝码。试重时，半开天平，观察标尺移动方向或指针的倾斜方向以判断所加砝码是否合适及如何调整(指针总是偏向轻盘，标尺投影总是向重盘方向移动，或往微分标尺“＋”的方向移动加砝码，向“－”的方向移动减砝码)。先加十克以上砝码组(左侧最下指数盘，内侧为百，外侧为十)，再依次加克砝码组(左侧中间指数盘)、百毫克组(左侧最上外层指数盘)及十毫克组(左侧最上内层指数盘)圈码，每次从中间量开始调节。十毫克圈码调定后，完全开启天平，准备读数。

试加砝码示例：粗称物为10.2g，在十克以上砝码组加10g砝码，克砝码组为0g，百毫克组加200mg圈码。试称，指针偏向物体方(或投影标尺偏向砝码方)，表明物体轻，将200mg圈码改为100mg圈码；物体重，加50mg圈码；物体重，将50mg圈码改为80mg圈码；物体轻，将80mg圈码改为70mg圈码；标尺出现在投影屏上，完全开启天平，从投影屏读出10mg以下的数值。

调整砝码的顺序：由大到小、依次调定。砝码未完全调定时不可完全开启天平，以免横梁过度倾斜，造成吊耳错位或脱落。

(5) 读数：砝码调定后，全开天平，待标尺稳定后即可读数，被称物体的质量等于砝码的质量加(或减)标尺读数(均以克计)。称量时一般都使刻度线落在正值范围内，而不取负值，以免读数时加减发生错误。三个指数盘的读数范围分别为10～190g、1～9g、10～990mg。

(6) 复原：称量、记录完毕，随即关闭天平，取出被称物体，砝码回复“0”位，关闭侧门，盖上防尘罩。

2. 电子天平的使用方法　电子天平是最新一代的天平，它是根据电磁力平衡原理，直接称量，全量程不需要砝码。放上被称物体后，在几秒钟内达到平衡，直接显示读数。它的支撑点采用弹簧片代替机械天平的玛瑙刀口，用差动变压器取代升降枢装置，用数字显示代替指针刻度。因此具有体积小、使用寿命长、性能稳定、称量速度快、灵敏度高和操作简便等特点。此外，电子天平还具有自动校正、自动去皮、超载显示、故障报警等功能，与打印机和计算机联用，可进一步扩展其功能，如统计称量的最大值、最小值、平均值和标准偏差等。由于电子天平具有机械天平无法比拟的优点，尽管其价格偏高，但也越来越广泛地应用于各个领域，并逐步取代机械天平。

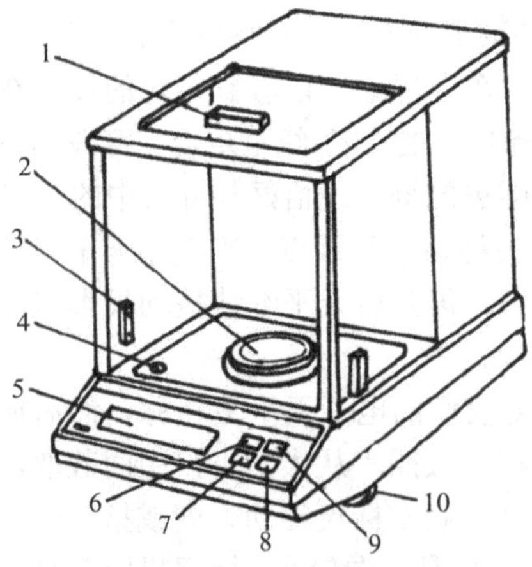

图1-2-1　电子天平

1. 顶门；2. 天平盘；3. 侧门；4. 水平仪；5. 显示屏；6. 打印键；7. 模式键；8 去皮键；9 开关键；10. 水平调节螺丝

电子天平的种类很多，但其使用方法大同小异，具体操作请参看仪器的使用说明书。下面简单介绍电子天平的操作方法，电子天平的基本构造见图1-2-1。

(1) 检查：是否水平、天平盘是否洁净、放硅胶(干燥剂)的容器是否靠住天平盘；调节水平调节螺丝使天平处于水平状态；用软毛刷清扫天平盘。

(2) 预热：接通电源，按仪器要求预热至所需时间。

(3) 开机：轻按“ON/OFF”键，显示屏全亮，约 2s 后显示天平的型号，接着显示 “0.0000g”，当显示屏左下角出现“→”时，表示天平处于稳定状态，可以称量。如果显示的不是“0.0000g”，可轻按“去皮”键，显示“0.0000g”，等天平左下角出现“→”时，即可称量。

(4) 称量：分为直接称量和去皮称量。直接称量：将被称物体放入天平盘中央，关好侧门。当显示屏左下角出现“→”时，即可读取被称物体的质量。去皮称量：轻按“去皮”键，置容器于天平盘上，天平显示容器的质量，再按“去皮”键，显示“0.0000g”，即去皮重。再置被称物体于容器中，或将被称物体(粉末或液体)逐步加入容器中，直至所需质量，待显示屏左下角出现“→”时，显示的是被称物体的净质量。将天平盘上的所有物体拿开后，显示屏显示负值，按“去皮”键，天平显示“0.0000g”。

(5) 关机：称量完毕，轻按“ON/OFF”键，显示屏关闭，天平处于预热状态。平时不称量时，可使天平保持预热状态，省去每次称量的预热时间。如果长期不用，则应切断电源。

(三)分析天平的使用规则

分析天平是一种精密仪器，使用时应遵循下列规则。

1. 取下防尘罩，折叠整齐后放于天平箱顶部。坐于高矮适度的凳子上进行操作。

2. 检查天平是否正常。

3. 调节零点。

4. 天平箱内各部件不得用手直接接触，调节平衡螺丝或重心螺丝时，应戴手套或手指套。

5. 被称物体不得直接放在天平盘上，应放在一定容器内称量，具有吸湿性、腐蚀性和挥发性的试剂应加盖密闭后称量。称量过程中取放称量瓶时，必须用干净的纸条夹拿或戴手套拿取。

6. 称量的质量不得超过天平的最大载荷。

7. 被称物体要在天平室放置足够时间，以使其温度与天平室温度达到平衡。电子天平要进行通电预热，预热时间要遵循产品说明书中的规定。如果室内外温差大，要减少天平室门的敞开时间，以控制天平室内温度的波动。要尽量克服引起天平示值变动性的因素，如温度波动、空气对流、振动及操作天平时动作过猛等。

8. 称量时不能使用前门(电子天平为顶门)，只能用侧门，取放物体后要注意将天平门关好，以免空气流动，影响读数的准确性。

9. 开关天平的升降旋钮，开、关侧门，加、减砝码，放、取被称物体等操作，其动作都要轻、缓，切不可用力过猛，否则，可能造成天平部件脱位。取放被称物体或加减砝码时，都必须关闭天平，以免天平梁或吊耳移位，损坏刀口。开关天平时要轻缓，通常先半开，若指针移动速度快、两侧明显不平衡，立即关上，增减砝码或样品，直到半开天平后指针移动缓慢且平稳时，才逐渐全开。读数时，天平一定要全开。

10. 同一次分析工作或同一样品测定中的数次称量，必须使用同一台分析天平，以减小误差。

11. 称量的数据应及时记录在记录本上，不能记在纸片或其他地方。记录数据要实事求是，整洁、规范，不能任意涂改。

12. 如果发现天平不正常，应及时报告指导教师或实验室工作人员，不要自行处理。

13. 称量完毕，应随时将天平复原，并检查天平周围是否清洁。填好使用记录卡，经教师检查后，方可离开天平室。

(四)称量方法

根据不同的称量对象，须采用相应的称量方法。常用的称量方法有以下几种。

1. 直接法 天平零点调定后，将被称物体直接放在天平盘上称量，所得读数即为被称物体的质量。这种称量方法适用于称量洁净干燥的器皿、棒状或块状的金属等。注意：不得用手直接取放被称物体，可采用戴汗布手套、垫纸条、用镊子或钳子等适宜的办法。

2. 差减法 又称递减称量法。取适量待称样品置于一洁净干燥的容器(称固体粉末状样品用称量瓶，称液体样品可用小滴瓶)中，在分析天平上准确称量后，转移被称量的样品于实验器皿中，再次准确称量，两次称量读数之差，即所称取样品的质量。如此重复操作，可连续称取若干份样品。这种称量方法适用于一般的颗粒状、粉末状及液态样品。由于称量瓶和滴瓶都有磨口瓶塞，适合较易吸湿、氧化、挥发试样的称量。

称量瓶的使用方法：称量瓶是差减法称量粉末状、颗粒状样品最常用的容器。用前要洗净烘干或自然晾干，称量时不可直接用手抓，而要用纸条套住瓶身中部，用手指捏紧纸条进行操作(图 1-2-2)，这样可避免手汗和体温的影响。先将称量瓶放在托盘天平(或精度较低的电子天平)上粗称，然后将瓶盖打开放在同一天平盘上，缓慢加入样品至所需样品量。盖上瓶盖，再拿到分析天平上准确称量并记录读数。取出称量瓶，在盛接样品的容器上方打开瓶盖并用瓶盖的下面轻敲瓶口的上沿或右上边沿，使样品缓缓流入容器(图 1-2-3)。估计倾出的样品已够量时，再边敲瓶口边将瓶身扶正，盖好瓶盖后方可离开容器的上方，再准确称量。如果一次倾出的样品量不到所需量，可再次倾倒样品，直到移出的样品质量满足要求(在被称质量的 10%以内为宜)后，再记录第二次天平读数。

注意：在敲出样品的过程中，要保证样品没有损失，边敲边观察样品的转移量，切不可在还没有盖上瓶盖时就将瓶身和瓶盖离开容器上口，因为瓶口边沿处可能粘有样品，容易损失。如果称出的试样量超过规定的量时，应另外重新称量。

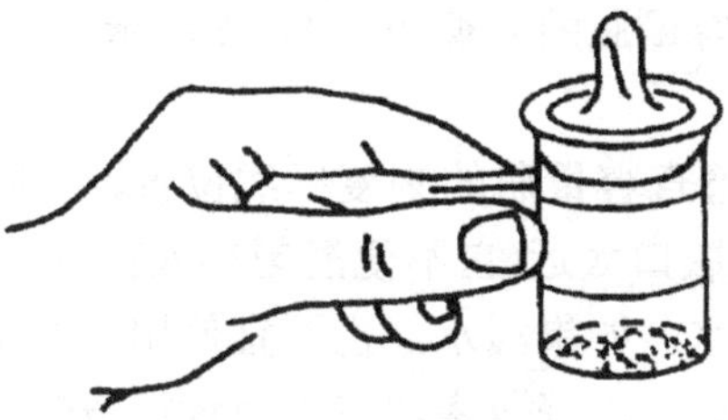

图 1-2-2 称量瓶拿法

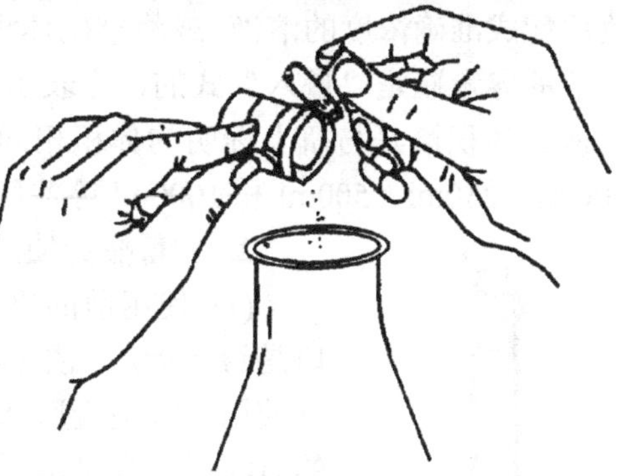

图 1-2-3 倾出样品的操作

3. 固定质量称量法 也称指定质量称量法。直接用标准物质配制标准溶液时，有时需要配成一定浓度值的溶液，这就要求所称标准物质的质量必须是一定的，如配制100ml 含钙 1.000mg/ml 的标准溶液，必须准确称取 0.2497g $CaCO_3$ 基准试剂。称量方法：准确称量一洁净干燥的小烧杯(50ml 或 100ml)，读数后再适当调整砝码，在天平半开状态下小心缓慢地向烧杯中加 $CaCO_3$，直至天平读数正好增加了 0.2497g 为止。如果用电子天平称量则更为简单，将洁净干燥的小烧杯置于天平盘上，轻按“去皮”键，显示屏显示 0.0000g，按上述方法慢慢向烧杯中添加 $CaCO_3$，直至显示屏显示为0.2497g 为止。这种称量法的操作速度很慢，适用于不易吸湿、不与空气中的各种组分发生作用和性质稳定的颗粒状(最小颗粒应小于 0.1mg)或粉末状样品的称量。

4. 液体样品的称量 液体样品的准确称量比较麻烦。根据不同样品的性质而有多种称量方法，主要的有以下三种。

(1) 性质较稳定、不易挥发的样品可装在干燥的小滴瓶中用差减法称量，最好预先粗称每滴样品的大致质量。

(2) 较易挥发的样品可用直接称量法称取，如称取盐酸试样时，可先在 100ml 具塞锥形瓶中加入 20ml 水，准确称量后快速加入适量的样品，立即盖上瓶塞，再进行准确称量，随后即可进行测定(如用 NaOH 溶液滴定 HCl)。

(3) 易挥发或与水作用强烈的样品需要采取特殊的办法进行称量，如冰乙酸样品可用小称量瓶准确称量，然后连瓶一起放入已装有适量水的具塞锥形瓶，摇动使称量瓶盖子打开，样品与水混合后进行测定。发烟硫酸及硝酸样品一般采用直径约 10mm、带毛细管的安瓿球称取，已准确称量的安瓿球经火焰微热后迅速将毛细管插入样品中，球泡冷却后可吸入 1～2ml 样品，然后用火焰封住毛细管尖再准确称量。将安瓿球放入盛有适量水的具塞锥形瓶中，摇碎安瓿球，样品与水混合并冷却后即可进行测定。

三、容量瓶及其使用

1. 容量瓶 是一种细颈梨形的平底玻璃瓶，颈上有标度刻线，带有玻璃磨口塞或塑料塞，可用橡皮筋将塞子系在容量瓶的颈上。容量瓶是用于把准确称量的物质配成准确浓度的溶液，或将准确体积及浓度的溶液稀释成准确浓度的稀溶液。一般的容量瓶是“量入”式的，它表示在标明温度下，溶液充满到标线时，瓶内溶液的体积恰好与瓶上标明的体积相同。常用的容量瓶有 10ml、25ml、50ml、100ml、250ml、500ml 和 1000ml 等各种规格。容量瓶的外观如图 1-2-4 所示。

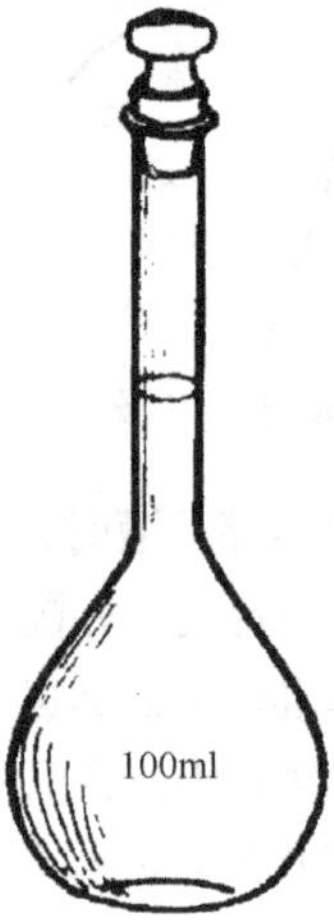

图 1-2-4 容量瓶

2. 容量瓶的使用

(1) 使用前的检查：①检查容量瓶的刻度标线位置距离瓶口是否太近。如果标线距离瓶口太近(它不便混匀溶液)，则不宜使用。②检查瓶塞是否漏水。如果漏水，也不宜使用。检漏的方法：加自来水至标线附近，盖好瓶塞，左手用食指按住塞子，其余手指拿住瓶颈标线以上部分，右手用指尖托住瓶底边缘，如图 1-2-5 所示。将瓶倒立 2min，如不漏水，再将瓶直立，转动瓶塞 180°后，再倒立 2min，如不漏水，即可使用。

使用容量瓶时，不要将其玻璃磨口塞随便取下放在桌面上，以免沾污或搞错，可用橡皮筋或细绳将瓶塞系在瓶颈上，如图 1-2-6 所示，或用食指及中指夹住瓶塞的扁头。如果用的是平顶塑料塞子，也可将塞子倒置在桌面上。

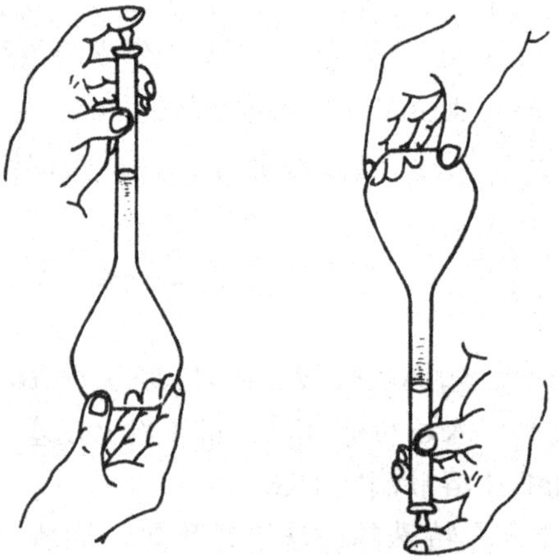
图 1-2-5 检查漏水和混匀溶液操作

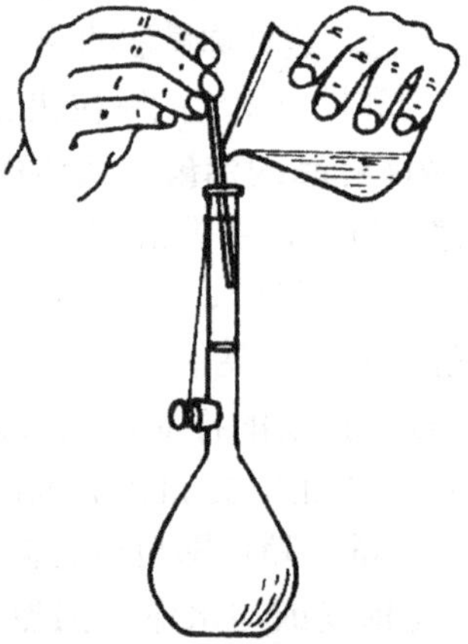
图 1-2-6 转移溶液的操作

(2) 溶液的配制：用容量瓶配制标准溶液或分析试液时，最常用的方法是将待溶固体称出置于小烧杯中，加水或其他溶剂将固体溶解，然后将溶液定量转入容量瓶中。定量转移溶液时，右手拿玻璃棒，左手拿烧杯，使烧杯嘴紧靠玻璃棒，而玻璃棒则悬空伸入容量瓶口中，玻璃棒的下端应靠在瓶颈内壁上，使溶液沿玻璃棒和内壁流入容量瓶中，如图 1-2-6 所示。烧杯中溶液流完后，在瓶口上方将玻璃棒沿烧杯嘴向上慢慢提起，同时使烧杯直立，再将玻璃棒放回烧杯中(玻璃棒不可以靠烧杯嘴放置)。然后，用洗瓶吹洗玻璃棒和烧杯内壁，再将溶液定量转入容量瓶中。如此吹洗、定量转移溶液的操作，一般应重复 5 次以上，以保证定量转移。然后加水至容量瓶的 3/4 左右容积时，用右手食指和中指夹住瓶塞的扁头，将容量瓶拿起，按同一方向摇动几周，使溶液初步混匀(因此时空间较大，混匀效果好，但要注意此时不能盖塞倒立摇动)。继续加水至距离刻度标线约 1cm 处后，等待 1～2min，使附在瓶颈内壁的溶液流下后，再用滴管滴加水至弯月面下缘与标线相切(注意：勿使滴管接触溶液，也可用洗瓶加水至刻度)。无论溶液有无颜色，其加水位置均为使水至弯月面下缘与标线相切为标准(如果不小心，加水超过了标线，不得将超过标线的溶液吸出弃去，而应全部弃去，洗净容量瓶，重新配制)。当加水至容量瓶的标线时，盖上干的瓶塞，用左手食指按住塞子，其余手指拿住瓶颈标线以上部分，用右手的全部指尖托住瓶底边缘(尽量避免手的温度对容量瓶体积的影响，特别注意不能用手掌托住或包住容量瓶底部)，如图 1-2-5 所示，然后将容量瓶倒转，使气泡上升到顶，使瓶振荡混匀溶液。再将瓶直立过来，再将瓶倒转，使气泡上升到顶部，振荡溶液。如此反复 10 次左右，放正容量瓶(此时因一部分溶液附于瓶塞附近，瓶内液面略低于标线，千万注意，不可补加水至标线)。

如用容量瓶稀释溶液，则用移液管移取一定体积的溶液于容量瓶中，加水至标线。按前述方法混匀溶液。

使用容量瓶时需注意以下几点：①容量瓶不宜长期保存试剂溶液。配好的溶液如需保存，应转移至磨口试剂瓶中，不要将容量瓶当试剂瓶使用。②容量瓶使用完毕应立即用水冲洗干净。如长期不用，磨口处应洗净擦干，并用纸片将磨口隔开。③容量瓶不得在烘箱中烘烤，也不能在电炉等加热器上直接加热。如需使用干燥的容量瓶时，可将容量瓶洗净后，用乙醇等有机溶剂荡洗后晾干或用电吹风的冷风吹干。

四、移　液

移液是卫生化学实验的基本操作之一，直接关系实验结果的准确度和精密度。移液所用的量器有移液管、吸量管及移液器等。

(一)移液管和吸量管及其使用

1. 移液管及吸量管

(1) 移液管：规范名称为单标吸量管，是中间有膨大部分(称为球部)的玻璃管，球部的上部和下部均为较细窄的管颈，管颈上部刻有环形标线，如图 1-2-7a 所示。在标明的温度下，使溶液的弯月面与移液管标线相切，让溶液按一定的方法自由流出，则流出的溶液体积与管上球部标注的体积相同。因此，移液管是用来准确移取一定体积溶液的量出式玻璃量器。常用的移液管有 5ml、10ml、25ml、50ml、100ml、250ml 等规格。

(2) 吸量管：规范名称为分度吸量管，是具有分刻度的玻璃管，如图 1-2-7b、c 所示。它可根据刻度移取所需体积的溶液。常用的吸量管有 1ml、2ml、5ml、

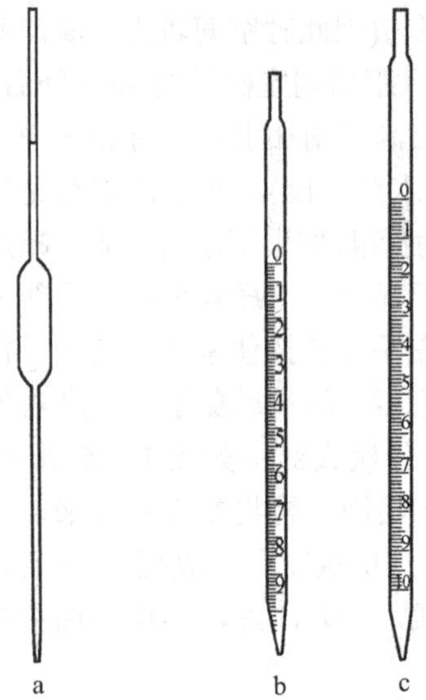

图 1-2-7 移液管和吸量管

10ml 等规格。

2. 移液(吸量)管的使用

(1) 洗涤：使用前，移液(吸量)管应洗干净，内外壁不挂水珠，具体方法见玻璃仪器的洗涤。洗干净的移液管或吸量管应放在移液管或吸量管架上。

(2) 润洗：移取溶液前，必须先用少量待移溶液润洗移液管内壁 2～3 次，以保证所移溶液浓度不变。润洗时，先用滤纸将管尖内外的水除去(避免稀释待移溶液)，然后，用右手拇指和中指拿住移液管标线以上的部分，无名指和小指辅助拿住移液管，将管尖插入溶液中。左手持洗耳球，将食指或拇指放在洗耳球的上方，其余手指自然地握住洗耳球，先将球中空气挤出，然后将球的尖端对准管口(图 1-2-8 所示)。慢慢放松洗耳球，待吸入溶液至管总体积的 1/3 处(注意：勿使溶液回流，以免稀释待移溶液)时，移走洗耳球，并立即用右手食指堵住移液管上口，将移液管从溶液中取出，平放，左手托住移液管下端没沾溶液的部分，右手指松开，轻轻转动移液管，使溶液润洗管内壁，然后将润洗液由下端尖口放出，弃去，重复操作 2～3 次。润洗时，应使溶液浸润至标线略高一些的位置，但注意不要让溶液流至上管口。

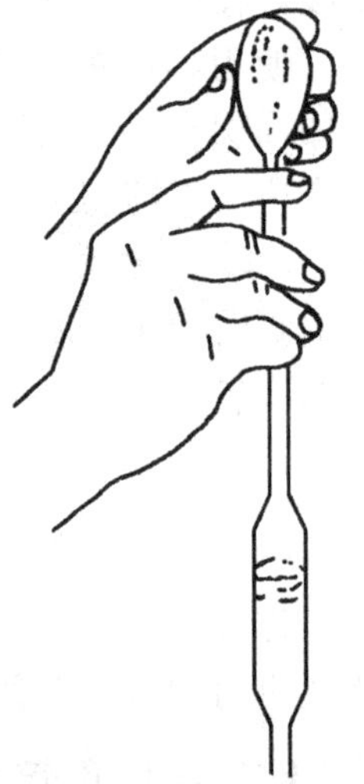

图 1-2-8 吸取溶液的操作

(3) 移液：将润洗过的移液管插入待移液液面下 1～2cm 处。管尖不应插入太浅，以免液面下降后造成吸空；也不应插入太深，以免移液管外部附有过多的溶液。吸液时，应注意容器中液面和管尖的位置，应使管尖随液面下降而下降。在使用洗耳球时，要注意先挤洗耳球驱出其中的空气，再对准管的上口吸取溶液，不得先将洗耳球对准管口后再挤洗耳球，造成在溶液中鼓泡。当洗耳球慢慢放松时，管中的液面徐徐上升，当液面上升至标线以上时，迅速移去吸耳球。与此同时，用右手食指堵住管口，左手改拿盛待移液的容器。然后，将移液管往上提起，使之离开液面，并将管的下端沿待移液容器内壁轻转两圈，以除去管壁上的溶液(必要时用滤纸擦去管尖外壁的溶液)。将容器倾斜约 45°角，右手垂直地拿住移液管，使管尖紧贴液面以上的容器内壁(注意不要悬空调节液面)，用拇指及中指轻轻捻动管身，右手食指微微松动，使液面缓慢下降，直到视线平视时弯月面与标线相切，立即用食指按紧管口。移开待移液容器，左手改拿接收溶液的容器，将接收容器倾斜 45°角左右，使内壁紧贴移液管尖，此时移液管应垂直。松开右手食指，让溶液自然地顺壁流下(注意中途管尖不应离开管壁)，如图 1-2-9 所示。待液面下降到管尖后，等 15～30s，移出移液管。这时，尚可见管尖部位仍留有少量溶液，对此，除特别注明“吹”字的以外，一般此管尖部位留存的溶液是不能吹入接收容器中的，因为在工厂生产鉴定移液管时是没有把这部分体积算进去的。但必须指出，由于一些管口尖部做得不很圆滑，留存在管尖部位的体积随靠接受容器内壁的管尖部位不同可能会有变化，为此，可在等 15s 后，将管身往左右旋动一下，这样管尖部分每次留存的体积将会基本相同，不会导致平行测定时的过大误差。

用吸量管移取溶液时，大体与上述操作相同。要特别注意的是，有些吸量管的分刻度离管尖尚差 1～2cm，放出溶液时必须注意。在同一实验中，要尽量使用同一支吸量管的同一段，通常尽可能使用上面部分。吸量管移取溶液的准确度不如移液管。

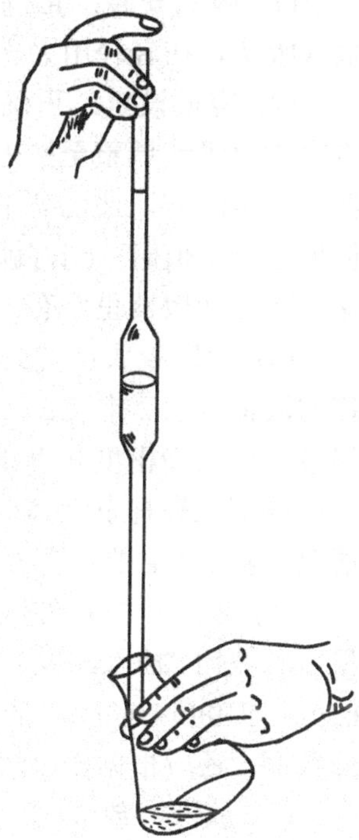
图 1-2-9　放出溶液的操作

移液(吸量)管用完之后，应及时冲洗干净，放回移液(吸量)管架上。

(二) 移液器及其使用

1. 移液器　又称移液枪，是一种用于定量转移液体的器具，主要用于多次重复的快速定量移液，可以只用一只手操作，十分方便，广泛用于生物、化学等领域。移液器一般包括控制按钮、吸头推卸按钮、体积显示窗、套筒及弹性吸嘴、吸头等。

移液器，按操作动力方式，可分为手动移液器和电动移液器；根据移液量是否可调，可分为固定容量移液器和可调容量移液器；按排出通道的数目，可分为单通道和多通道移液器(通常为 8 通道或 12 通道，与 96 孔微孔板一致，多通道移液器的使用不但可减少实验操作人员的加样次数，而且可以提高加样的精密度)；根据排液方式，可分为空气排代式移液器(活塞位于移液器内部，通过活塞伸缩改变空气体积，利用大气压力进行液体吸取或排放，活塞与液体不接触)和活塞排代式移液器(活塞位于吸嘴内部，通过改变活塞伸缩进行液体的吸取与排放，适用于黏稠度较大的液体，如糖浆等)。

每种移液器都有其专用的聚丙烯塑料吸头，吸头通常是一次性使用，也可以超声清洗后重复使用，而且此种吸头还可以进行 120℃高压灭菌。

2. 移液器的使用　一个完整的移液循环包括吸头安装→容量设定→预洗吸头→吸液→放液→卸去吸头六个步骤。每一个步骤都有需要遵循的操作规范。

(1) 吸头安装：正确的安装方法叫旋转安装法。具体的做法是：把套筒顶端插入吸头，在轻轻用力下压的同时，把手中的移液器按逆时针方向旋转 180°。

(2) 容量设定：正确的容量设定分为两个步骤：一是粗调，即通过排放按钮将容量值迅速调整至接近预想值；二是细调，当容量值接近预想值以后，将移液器平放至眼前，通过调节轮慢慢地将容量值调至预想值。需要注意的是：当从大值调整到小值时，刚好就行；但从小值调整到大值时，需要调超 1/3 圈后再返回，这是因为计数器里面有一定的空隙，需要弥补。

(3) 预洗吸头：首先，安装了新的吸头或增大了容量值以后，应该把需要转移的液体吸取、排放 2～3 次，这样做是为了让吸头内壁形成一道同质液膜，确保移液工作的精密度和准确度，使整个移液过程具有极高的重现性。其次，在吸取有机溶剂或高挥发液体时，挥发性气体会在套筒室内形成负压，从而产生漏液的情况，这时就需要预洗 4～6 次，让套筒室内的气体达到饱和，负压就会自动消失。

(4) 吸液：先将移液器排放按钮按至第一停点，再将吸头垂直插入液面，平稳松开按钮。插入深度为：P2、P10≤1mm，P20、P100、P200≤2mm，P1000≤3mm，P5ml、P10ml≤4mm。插入过深，液压会对吸液的精确度产生一定的影响。具体的插入深度还应根据盛放液体的容器大小灵活掌握。

(5) 放液：放液时，吸头紧贴容器壁。先将排放按钮按至第一停点，略作停顿以后，再按至第二停点。这样做可以确保吸头内无残留液体。

(6) 卸掉吸头：卸掉的吸头一定不能和新吸头混放，以免产生交叉污染。

注意：①安装吸头时，只要将移液器垂直插入吸头中，左右转动即可，切记不可用移液器反复撞击吸头。②应根据移液体积选择移液器，移液体积应该在移液器的量程范围内。例如，P2 和 P10 移液器的量程分别为 0.2～2μl 和 1～10μl，P200 移液器的量程为 50～200μl。一般来说，移液器的可用量程范围是移液器最大量程的 10%～100%，而移液器的最佳使用量程范围是其最大量程到其最大量程的 1/3 左右。对于同一支移液器，一般随着其移液量的减小，其准确度也越来越小。例如，对于最大量程为 20μl、200μl、1000μl 的移液器，当在最大量程点使用时，其相对误差都在±1%左右，RSD 在 0.1%～0.3%；而当在 10%量程点使用时，相对误差为±(3%～8%)，RSD 为 0.5%～2%。③移液时，移液器要与液面垂直，否则容易导致溶液与移液器前端套筒接触，造成交叉污染，或腐蚀移液器套筒。④对于高黏度液体、生物活性液体、易起泡液体或极微量的液体采用反向移液法，即吸液时先按下按钮至第二停点，慢慢松开按钮至原点；排液时，将按钮按至第一停点，并保持按钮位于第一停点，取下有残留液体的吸头，弃之。⑤当有未排出液体时，不可将移液器平放，或拿着移液器走动，否则吸头内的液体会流入套筒内，腐蚀仪器。要养成即吸即排、即排即卸的习惯，使用后的移液器放回至移液器架。吸液和排液速度要平稳缓慢。吸液速度过快会影响准确度，特殊液体会产生气泡。对于大量程移液器，吸液速度过快会造成液体倒吸，腐蚀仪器。⑥每天工作完毕，应将移液器调回最大量程，让活塞弹簧恢复原形，以确保移液器的正常使用寿命。

第三节　实验数据的记录、处理和实验报告

卫生检验的目的是提供准确、可靠的实验结果，为疾病预防控制、食品安全、卫生监督等提供科学依据。因此，正确记录实验数据、科学处理实验数据和正确报告实验结果具有重要意义。

一、实验数据的记录

卫生化学实验过程中的各种测量数据及有关现象，应及时、准确而清楚地记录下来，记录实验数据时，要有严谨的、实事求是的科学态度，切忌夹杂主观因素，决不能随意拼凑和伪造数据。

学生要有专门的实验报告本，标上页数，不得撕去任何一页。实验数据应按要求记在实验记录本或实验报告本上。绝不允许将数据记在单页纸上、小纸片上，或随意记在其他地方。

记录内容一般包括实验名称、日期、仪器名称和型号、标准溶液浓度、样品号、实验过程中的现象及测定数据等。

记录时，文字记录，应整齐清洁；数据记录，可用一定的表格形式，这样表达更为清楚明白。

记录实验数据时，保留几位有效数字应与所用仪器的准确程度相适应。用分析天平称量时，要求记录至0.0001g；滴定管及移液管的读数，应记录至0.01ml；用分光光度计测量溶液的吸光度时，如吸光度在0.6以下，应记录至0.001的读数，＞0.6时，则要求记录至0.01读数。

实验记录上的每一个数据都是测量结果，所以，重复测定时，即使数据完全相同，也应记录下来。

实验记录必须真实、规范、完整、具体，应字迹清晰、色调一致，不得任意涂改。如记录有误，只能将写错处用单线或双线划去，在旁边改正重写，不得随意涂改。

实验结束后，将实验数据记录交指导教师检查并签字。

二、实验数据的处理

卫生化学实验中测量得到的许多数据需要经过处理后才能表示测量的最终结果。数据处理就是对实验数据进行整理、计算、分析、拟合等，从中获得实验结果、寻找物理量的变化规律或经验公式的过程。数据处理是实验方法的重要组成部分，是实验课的基本内容。这里主要介绍列表法、作图法、拟合法等。

1. 列表法　将一组实验数据和计算的中间数据依据一定的形式和顺序列成表格。列表法可以简单明确地表示出物理量之间的对应关系，便于分析和发现规律，也有助于检测和发现实验中存在的问题。设计表格时要注意：表格设计要合

理，有利于记录、检查、运算和分析；每一个表都应有简明完备的名称；表中涉及的物理量、符号、单位及量值的数量级均要表示清楚，但不要把单位写在数字后面；表中数据要正确反映测量结果的有效数字和不确定度；表中除原始数据外，计算过程的中间结果和最后结果也可以列入表中；表格要加上必要的说明。实验室所给的数据或查得的数据应列在表的上部，在表下方注明处理方法和选用的公式。

2. 作图法 用图线表示物理量之间的关系，具有简明、形象、直观、便于比较研究实验结果等优点，是一种常用的数据处理方法。具体做法：根据函数关系选择适当的坐标纸和比例，画出坐标轴，标明物理量符号、单位和刻度值，并写明测定条件；将测得数值的各点绘于图上，实验点用铅笔以×、□、○、△等符号标出；借助于曲线板或直尺把各点连成线，曲线应光滑均匀、细而清晰，曲线不必强求通过所有各点，实验点应该分布在曲线的两边，曲线两边的点在数量上应近似于相等；在图的下方写上图的名称，有时还得附上简单的说明，如实验条件等。

3. 拟合法 作图法虽然是一种很便利的数据处理方法，但在图线的绘制上往往会引入误差。为了克服这一缺点，在数理统计中，常用一种以最小二乘法为基础的实验数据处理方法。由于卫生化学实验方法中很多物理量之间存在线性关系，用最小二乘法求经验公式 $y=a+bx$ 中的常数 a 和 b 的方法应用非常广泛。

此外，还有用数理统计方法对可疑数据的取舍、对测定结果差异的显著性检验等数据处理内容可参阅卫生化学教材中的相关内容。

三、实验报告

撰写实验报告也是实验课的基本内容，是进行科学研究训练的重要内容。实验完毕，学生应根据实验内容及实验结果，认真撰写实验报告。报告要求整洁、条理清晰、简明扼要。实验报告一般包括以下内容：①实验题目和日期。②实验目的。③实验原理：简要地用文字、化学反应方程式或实验装置示意图说明。④主要仪器和试剂。⑤实验步骤：简明扼要地写出，可用流程图或具体的操作步骤。⑥实验数据及现象记录：包括试样质量、吸光度等，以及实验中出现的特殊现象。⑦数据处理与结果表示：应用文字、表格、图形等将数据表示出来，根据实验要求计算出分析结果等。⑧问题讨论：对实验教材上的思考题和实验中观察到的现象、实验过程中出现的问题及产生误差的原因等进行讨论和分析，以提高自己分析问题和解决问题的能力。总结实验的经验教训和心得体会。

以上几项内容的繁简、取舍，应根据各个实验的具体情况而定，以清楚、简练、整齐为原则。报告中的一些内容，如原理、表格、计算公式等，要求在实验预习时准备好，其他内容可在实验过程中或实验完成后填写。

第四节　实验成绩的评定

学生实验成绩的评定，按拟定的“学生实验成绩评定标准”，将平时成绩和考核成绩进行综合评分，具体考虑以下几种因素：①实验态度；②实验基本操作；③实验结果(准确度和精密度)；④实验报告；⑤整洁。

应该重视实验能力的培养和考核。学生的实验能力可概括为基本操作能力、分析问题和解决问题能力、查阅文献资料能力及总结表达能力四个方面。在教学的不同阶段和不同实验，训练和考核的侧重点有所不同。

(毋福海　陈漫霞)

第二章　验证性实验与综合性实验

实验一　邻二氮菲分光光度法测定水中铁的含量

一、实验目的

1. 掌握邻二氮菲分光光度法测定铁的原理和实验条件的选择方法。

2. 熟悉测定微量铁的方法和可见分光光度计的使用方法。

3. 了解可见分光光度计的结构和工作原理。

二、实验原理

邻二氮菲即1,10-邻二氮杂菲，又称邻菲啰啉。在pH为3～9的溶液中，Fe^{2+}与邻二氮菲可生成稳定的橙红色配合物，摩尔吸光系数ε_{510}=1.1×10^4L/(cm・mol)，配合反应为

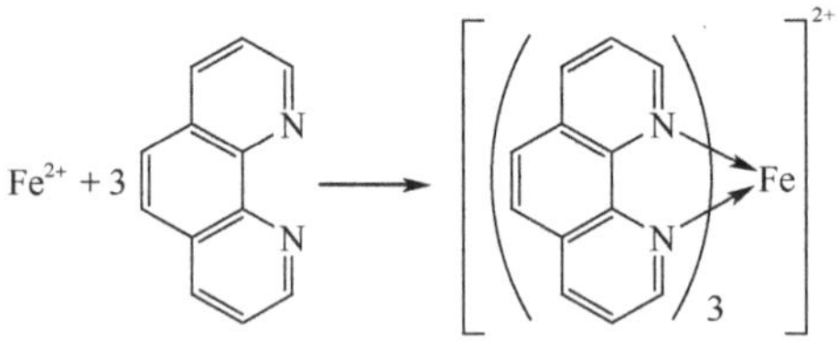

在一定条件下，配合物的吸光度与溶液中Fe^{2+}浓度符合朗伯-比尔定律。Fe^{3+}也可与邻二氮菲发生反应生成淡蓝色配合物，但其摩尔吸光系数较小，所以当样品中含有Fe^{3+}时，在显色前需用盐酸羟胺将其还原为Fe^{2+}，然后进行显色和测定，反应式为

$$2Fe^{3+} + 2NH_2OH \cdot HCl = 2Fe^{2+} + N_2\uparrow + 2H_2O + 4H^+ + 2Cl^-$$

由于显色反应通常会受到多种因素的影响，如显色剂的用量、溶液的酸度、显色时间、显色温度及其干扰离子等。因此，为了提高分析的灵敏度和准确度，必须选择最佳实验条件。

三、仪器与试剂

1. 仪器　可见分光光度计；1cm比色皿；酸度计；万分之一分析天平。1ml、2ml、5ml刻度吸管；25ml比色管；500ml、1000ml容量瓶；250ml、500ml试剂瓶；100ml量筒；100ml烧杯等。

2. 试剂

(1) 铁标准储备液(100.0μg/ml)：准确称取0.4318g硫酸铁铵[$NH_4Fe(SO_4)_2 \cdot 12H_2O$]于100ml烧杯中，加入20ml浓盐酸及40ml水，溶解后转移至500ml容量瓶中，加水稀释至刻度，摇匀。

(2) 铁标准应用液(10.0μg/ml)：移取10.00ml铁标准储备液于100ml容量瓶中，加水稀释至刻度，摇匀。

(3) 盐酸羟胺($NH_2OH \cdot HCl$)水溶液(10%)：称取10g盐酸羟胺，用水溶解并稀释至100ml，临用新配，2周内有效。

(4) 邻二氮菲溶液(0.1%)：称取0.25g邻二氮菲，用少量无水乙醇溶解，用水稀释至250ml，贮于棕色瓶中，避光保存。

(5) 乙酸钠溶液(1.0mol/L)：称取41.0g乙酸钠，用水溶解并稀释至500ml。

(6) 氢氧化钠溶液(0.10mol/L)：称取1.0g氢氧化钠，用水溶解并稀释至250ml。

实验所用试剂均为分析纯；除水样外，实验用水为去离子水或石英亚沸蒸馏水(电阻率≥1MΩ・cm)。

四、实验内容

1. 最佳测定波长的选择 吸取5.00ml铁标准应用液于25ml比色管中，加入1.0ml盐酸羟胺溶液，摇匀后放置2min，再加入2.0ml邻二氮菲溶液、5.0ml乙酸钠溶液，用水稀释至刻度，摇匀，放置10min。另取一支25ml比色管，用5.00ml水代替铁标准应用液，其余操作同上，配制成试剂空白溶液。用1cm比色皿，以试剂空白溶液为参比，在不同波长下测量相应的吸光度(从440～580nm，间隔10nm测定一次吸光度；在500～520nm，每间隔2nm测定一次吸光度)。然后以波长为横坐标，吸光度为纵坐标，绘制吸收曲线，最大吸收峰对应的波长λ_{max}为最佳测定波长。

2. 显色时间的选择 吸取5.00ml铁标准应用液于25ml比色管中，加入1.0ml盐酸羟胺溶液，摇匀后放置2min，再加入2.0ml邻二氮菲溶液、5.0ml乙酸钠溶液，用水稀释至刻度，摇匀。在最佳测定波长下，用1cm比色皿，以试剂空白溶液为参比，间隔不同时间测量相应的吸光度(从加入显色剂开始计时，间隔时间分别为2min、5min、10min、20min、30min、1h、2h和3h)。以时间(t)为横坐标，吸光度(A)为纵坐标，绘制A-t关系曲线。在A-t曲线中，从达到最大吸光度值到最大吸光度值开始降低时对应的时间段为该显色反应的稳定时间。

3. 显色剂用量的选择 取7支25ml比色管，各加入5.00ml铁标准应用液和1.0ml盐酸羟胺溶液，摇匀后放置2min，再分别加入0.20ml、0.30ml、0.40ml、0.50ml、1.00ml、2.00ml、3.00ml邻二氮菲溶液，再各加入5.0ml乙酸钠溶液，用水稀释至刻度，摇匀。在最佳测定波长下，于显色反应的稳定时间内，用1cm比色皿，以试剂空白溶液为参比，测量各溶液的吸光度。然后以上述加入邻二氮菲溶液的体积(V)为横坐标，吸光度(A)为纵坐标，绘制A-V关系曲线。在A-V曲线中，最大吸光度对应的邻二氮菲溶液体积为最佳显色剂用量。

4. 溶液pH的选择 取8支25ml比色管，各加入5.00ml铁标准应用液和1.0ml盐酸羟胺溶液，摇匀后放置2min，各加2.0ml邻二氮菲溶液，再分别加入0.0ml、1.0ml、2.0ml、3.0ml、5.0ml、7.5ml、10.0ml、15.0ml氢氧化钠溶液，用水稀释至刻度，摇匀。在最佳测定波长下，于显色反应的稳定时间内，用1cm比色皿，以不含铁离子的相应试剂空白溶液为参比，测量各溶液的吸光度，并用酸度计分别测量各溶液的pH。以溶液的pH为横坐标，相应的吸光度为纵坐标，绘制*A*-pH关系曲线。在*A*-pH曲线中，最大吸光度值对应的pH范围为最佳显色pH。也可以直接以氢氧化钠的体积(*V*)为横坐标，相应的吸光度(*A*)为纵坐标绘制*A*-*V*关系曲线，确定适宜的氢氧化钠加入量，在*A*-*V*曲线中，最大吸光度值对应的体积即为氢氧化钠的最佳加入量。

5. 标准曲线的绘制 分别吸取铁标准应用液0.00ml、1.00ml、2.00ml、3.00ml、4.00ml、5.00ml于6支25ml比色管中，各加入1.0ml盐酸羟胺溶液，摇匀后放置2min，各加入2.0ml邻二氮菲溶液和5.0ml乙酸钠溶液，用水稀释至刻度，摇匀。在最佳测定波长下，于显色反应的稳定时间内，用1cm比色皿，以试剂空白溶液为参比，测量各溶液的吸光度。以铁标准系列溶液的浓度为横坐标，相应的吸光度为纵坐标，绘制标准曲线。

6. 水中铁含量的测定 取一定体积的水样于25ml比色管中，按标准曲线绘制的步骤操作，测定溶液的吸光度，并从标准曲线查出对应的铁浓度。

7. 结果计算 按下式计算水样中铁的含量。

$$c=\frac{c_x\times 25.00}{V_x}$$

式中，c为水样中铁的含量，μg/ml；c_x为从标准曲线查出的样品溶液中铁的浓度，μg/ml；V_x为所取水样体积，ml。

五、注意事项

1. 实验过程中要注意各种试剂的加入顺序。

2. 用邻二氮菲分光光度法测定水中微量铁，有很多共存元素干扰测定。为了尽量减少其他离子的影响，通常在微酸性(pH≈5)条件下显色。相当于铁含量40倍的Al^{3+}、Sn^{2+}、Mg^{2+}、Ca^{2+}、Zn^{2+}、SiO_3^{2-}，20倍的V^{5+}、Cr^{3+}、Mn^{2+}、PO_4^{3-}，5倍的Co^{2+}、Cu^{2+}等均不干扰测定。否则，需预先进行掩蔽或分离。

3. 盐酸羟胺加入后，要保证放置足够长的时间后方可加入显色剂，确保Fe^{3+}被完全还原。

六、思考题

1. 实验条件中为什么用试剂空白作为参比溶液，可否用去离子水代替？

2. 本实验中哪些试剂加入的体积要求非常准确，哪些试剂则可不必，为什么？

3. 根据自己的实验数据，计算在最佳分析条件下邻二氮菲与Fe^{2+}反应生成的配合物的表观摩尔吸光系数。

4. 各种试剂的加入顺序对显色反应有何影响？

七、附录(紫外-可见分光光度计的使用与维护)

紫外-可见分光光度计是应用较广泛的一类精密仪器，有多种类型。其基本结构均由光源、单色器、比色皿(吸收池)、检测器和显示系统五部分组成。为保证仪器测定数据的准确性、延长仪器的使用寿命，在实际工作中，不仅要注意仪器的正确安装与调试，而且要严格按照仪器操作规程使用，并注意日常维护。

(一)仪器安装和使用前

1. 将仪器放在温度和湿度适宜(温度 5～35℃，湿度不大于 85%)、无酸、无碱、无腐蚀性气体的房间内。必要时实验室需配置恒温、恒湿设备。

2. 仪器应置于坚固平稳的工作台上。室内照明不宜太强，避免阳光直射，避免强电场，避免与较大功率的电器设备共用电等。

3. 存放有干燥剂筒的仪器各部位应保持干燥，发现干燥剂变色应立即更换或烘干后使用。

4. 仪器长期工作或搬动后，要对仪器的性能如波长精度等进行检查，以确保测定结果准确可靠。

(二)仪器使用过程中

1. 光源 为了延长光源的使用寿命，在使用时应尽量减少开关次数，短时间工作间隔内可以不关灯。刚关闭的光源灯不要立即重新开启。在测试过程中，若要大幅度改变测试波长，需稍等片刻，等光源灯热平衡后，重新校正“0”和“100%”点，然后再进行测量。

2. 单色器 是将连续光谱色散为单色光的装置，主要由色散元件、狭缝和准直镜等组成。①色散元件易受潮发霉，要经常更换盒内的干燥剂。②狭缝宽度应小于测试样品吸收带的半宽度，否则测得的吸光度值会偏低。狭缝宽度的选择应以减少狭缝宽度时测试样品的吸光度值不再增加为准。对于大部分试样，可以选择 2nm 缝宽。

3. 比色皿 又称吸收池，可见光区一般使用玻璃比色皿，紫外光区应使用石英比色皿。①比色皿在盛装样品前，应用所盛装样品润洗至少 2 次。②比色皿中试样量一般为其高度的 2/3～3/4，测试挥发性溶液时应加盖；加样时，若样品流到比色皿外壁，应先用滤纸吸干，再以擦镜纸自上而下擦拭干净后测量，切忌用滤纸擦拭，以免比色皿出现划痕；比色皿放入样品室时，应注意透光面向着光路方向。③同时使用两个以上的比色皿，要求比色皿必需匹配，即透光度之差应小于 0.5%。④实验过程中，应手持比色皿的毛面；一定要保持比色皿透光面洁净，避免透光面磨损，不能将透光面与手指、硬物或脏物接触。⑤不得在火焰或电炉上进行加热或烘烤比色皿。⑥比色皿使用完毕，应立即用去离子水或有机溶剂冲洗干净，并用柔软清洁的纱布将水渍吸干或倒立自然晾干，切忌用碱溶液或氧化性强的洗涤液洗涤，也不能用毛刷刷洗。生物样品、胶体或其他在比色皿内壁上易黏附的物质应用适当的溶剂洗涤；有色物质污染，可用 3mol/L HCl 和无水乙醇按等体积比例混合后洗涤。

4. 检测器 为防止光电管或光电倍增管疲劳，不测样品时，应切断光路，以延长检测器的使用寿命。

5. 电压与电源 供电电源电压为 220V±22V，频率为 50Hz±1Hz。电压波动较大时，要配备有过压保护的稳压器。停止工作时，必需切断电源，盖上防尘罩。仪器若长期不用要定期通电 20～30min。

6. 其他 ①开机前，应将样品室内的干燥剂取出，仪器自检过程中禁止打开样品室盖。②开关样品室盖时动作要轻缓。③开机预热至少 20min，使仪器进入稳定状态后方可进行测量。④测量过程中不可打开样品室盖，否则会影响测量结果的准确性。⑤禁止将试剂或液体物质放在仪器的表面上，不要在仪器上方倾倒测试样品，以免污染、损坏仪器。⑥测定时，如有溶液溢出或其他原因将样品室弄脏，要及时清理干净。⑦仪器连续使用时间不宜太长，一般工作 2h 左右间歇 0.5h 后再工作。

(孟佩俊)

实验二　荧光法测定尿中核黄素的含量

一、实验目的

1. 掌握荧光分析法测定核黄素的基本原理及方法。
2. 熟悉吸附柱色谱对样品进行分离纯化的技术。
3. 熟悉荧光分光光度计的使用方法。
4. 了解荧光分析仪器的分类、构造及其工作原理。

二、实验原理

核黄素，即维生素 B_2，化学名 7,8-二甲基-10-(1'-*D*-核糖基)-异咯嗪，分子式 $C_{17}H_{20}O_6N_4$，相对分子质量 376.37，微溶于水，在中性或酸性溶液中稳定。遇光和热碱溶液不稳定。核黄素为体内黄酶类辅基的组成部分，当缺乏时，将影响机体的生物氧化，使代谢发生障碍。核黄素的结构为：

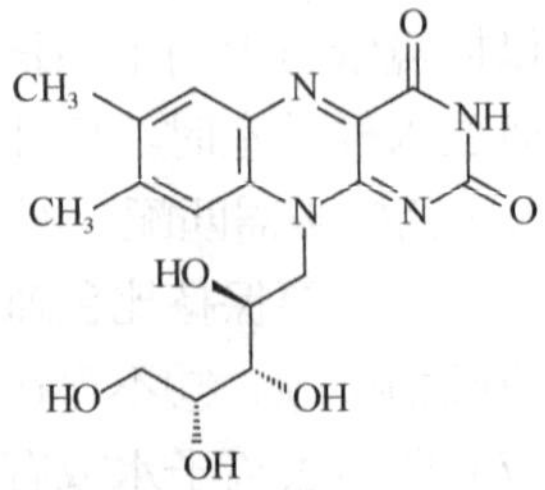

含有核黄素的水溶液在 430～440nm 的激发光照射下发黄绿色荧光，荧光峰值在 535nm 附近。核黄素在 pH 6～7 的溶液中荧光强度最大，当实验条件一定时，其荧光强度与核黄素溶液浓度呈线性关系。

尿中共存的其他物质干扰核黄素的测定，可采取两种方法消除干扰。①先测定尿样溶液的荧光强度，然后在样品溶液中加入连二亚硫酸钠(又称低亚硫酸钠，保险粉，分子式 $Na_2S_2O_4$)，再测定荧光强度。尿样中的核黄素被还原为无荧光的二氢核黄素，故测定还原前后的荧光强度可去除干扰性荧光物质的影响。②采取吸附柱色谱分离纯化样品，具体方法：将尿液通过硅镁吸附柱，使其中核黄素被硅镁吸附剂吸附，再用热水除去杂质，然后用洗脱液洗脱核黄素，测定洗脱液的荧光强度，标准曲线法进行定量。

三、仪器与试剂

1. 仪器 荧光分光光度计或荧光光度计，样品池，吸附柱，硅镁吸附剂(60～80 目)，容量瓶，比色管、移液管和吸量管等。

2. 试剂

(1) 洗脱液：将丙酮、冰乙酸、去离子水按体积 5∶2∶9 混合。

(2) 核黄素标准储备液(100.0μg/ml)：准确称取核黄素 50.0mg 于小烧杯中，加 1%乙酸溶液 40ml，在温水浴中溶解后，定量转入 500ml 棕色容量瓶中，用 1%乙酸溶液定容至刻度，摇匀后于冰箱内冷藏保存。

(3) 核黄素标准应用液(1.0μg/ml)：移取 1.00ml 核黄素标准储备液于 100ml 容量瓶中，用 1%乙酸溶液稀释至刻度，摇匀。临用时配制。

(4) 1%乙酸溶液：36%乙酸溶液 27.8ml 加去离子水稀释至 1000ml。

四、实 验 内 容

1. 样品采集 将 500ml 棕色瓶洗净，加入草酸 200mg。受试者排空尿后立即口服核黄素 5mg。饮水约一杯，记录时间，4h 后收集尿量，记录总尿量，保留 50ml，剩余弃去，调整 pH 在 4～5。

2. 装柱 用一小团玻璃棉将吸附柱管下端轻轻塞住，将 1.5g 左右的硅镁吸附剂加适量的去离子水混合装柱，用去离子水测试流速，控制在 60～80 滴/分，柱内无气泡。

3. 标准曲线的绘制 分别移取核黄素标准应用液 0.00ml、0.25ml、0.50ml、1.00ml、1.50ml、2.00ml，置于 25ml 比色管中，用 1%乙酸稀释至刻度，摇匀。于激发光波长 400nm、荧光波长 510nm 下，先以最高浓度管定位(根据仪器情况定位于最大荧光强度)，然后分别测定各标准管的荧光强度 $I_F(x)$，减去零浓度管的荧光强度 $I_F(0)$，得相对荧光强度，以核黄素的浓度为横坐标，相对荧光强度为纵坐标作图，绘制标准曲线。也可以用相对荧光强度对核黄素的浓度求回归方程。

4. 尿样的测定

(1) 柱分离、纯化法：吸取10.00ml待测尿样，加到吸附柱顶端，用热去离子水洗2次，每次15～20ml，以除去杂质。用滤纸擦去柱下口残留的水滴，将25ml具塞比色管接在柱下，在柱的顶端加入5ml洗脱液，再用去离子水4ml洗柱，流出液并入比色管中，用1%乙酸定容至刻度，摇匀。和标准系列相同条件测定荧光强度，从标准曲线上查出对应的核黄素含量，或采用回归方程计算尿样中核黄素的含量。

(2) 还原法：吸取10.00ml尿样于25ml比色管中，加1%乙酸溶液至刻度，在和标准系列完全相同的条件下测定荧光强度$I_F(\mathrm{A})$，然后加连二亚硫酸钠10mg于样品池中，摇匀，10s内再测定一次荧光强度$I_F(\mathrm{B})$，样品的实际荧光强度应为$I_F = I_F(\mathrm{A}) - I_F(\mathrm{B})$，根据$I_F$值，在标准曲线上查出尿样中核黄素的浓度，或将$I_F$带入回归方程计算尿样中核黄素的浓度。

5. 计算

$$c_x = \frac{c \times 25}{10}$$

式中，c为尿液测试液中核黄素含量，μg/ml。

五、注 意 事 项

1. 在测量荧光强度时，最好用同一个样品池，以避免由于样品池之间的差异而引起测量误差。

2. 取样品池时，手指拿住棱角处，切不可碰透光面。

3. 如果尿液澄清，可不用硅镁吸附柱处理。直接向尿液中加入连二亚硫酸钠，将核黄素还原成无荧光物质，所得荧光强度是其他杂质的，可作为空白值。还原前后的荧光强度差值与核黄素的浓度在一定范围内呈线性关系($\Delta F = Kc$)；如尿液浑浊，则需过滤处理后才能测定。

4. 操作应在避光条件下进行。

六、思 考 题

1. 核黄素的结构式中，哪些是产生荧光的基团？请在结构式中表示出来。

2. 从理论上阐述实验中激发波长和荧光波长的位置关系。

3. 为什么样品要立即测定？

4. 测定中，为什么先用最高浓度管定位？

七、附录(荧光分析仪器的使用与维护)

荧光分析仪器种类很多，可以分为荧光计、荧光分光光度计及介于这两者之间的仪器。从仪器构造来说，都是由光源、单色器、样品池、检测器和显示系统五部分组成。光源一般用高强度的溴钨灯和氙灯；单色器有激发单色器和发射单色器，荧光计的单色器用的是滤光片，荧光分光光度计用的是光栅；还有激发单色器采用滤光片，发射单色器采用光栅的仪器。

开机时，先开灯电源，待灯亮后打开主机电源和其他电源，然后仪器自动进入初始化(初始化时请不要对仪器做任何操作)。初始化结束后，仪器进入操作界面。根据实验要求，进行定性分析(图谱扫描、图谱分析)和定量分析(绘制标准曲线、测定样品浓度)。实验完毕后，依次关闭主机及外围设备电源，再关闭灯电源。

(杨弋星)

实验三　火焰原子吸收光谱法测定生物材料中锌的含量

一、实验目的

1. 掌握火焰原子吸收光谱法测定生物材料中锌含量的原理及方法。
2. 熟悉生物材料样品的采集、保存和预处理方法。
3. 熟悉原子吸收分光光度计的基本结构和使用方法。

二、实验原理

样品经预处理后制备成试样溶液，在空气-乙炔火焰中，溶液中的锌离子转变成基态原子蒸气，基态原子对锌空心阴极灯发射的特征谱线产生吸收，在一定条件下，其吸光度与溶液中锌的浓度呈正比，标准曲线法定量。

三、仪器与试剂

1. 仪器　火焰原子吸收分光光度计，锌空心阴极灯，空气压缩机，乙炔钢瓶，电热板或电炉，分析天平，烘箱，尿比重计和离心机等。100ml 容量瓶，250ml、500ml 玻璃试剂瓶，250ml 聚乙烯塑料瓶，50ml 三角烧瓶，10ml、25ml 具塞比色管，10ml 离心管，5ml、10ml 具塞试管，1ml、5ml 吸量管，100ml、250ml 烧杯，250ml 抽滤瓶，100ml 量筒和漏斗等。

2. 试剂

(1) 锌标准储备液(1.000mg/ml)：称取 0.1000g 金属锌于 100ml 烧杯中，加入 30%硝酸溶液 10ml，完全溶解后，定量转移到 100ml 容量瓶中，用水稀释至刻度，摇匀。也可以直接购买锌标准溶液(1000mg/L，国家标准物质，国家钢铁材料测试中心钢铁研究总院)。

(2) 锌标准应用液(10.0μg/ml)：吸取 1.00ml 锌标准储备液于 100ml 容量瓶中，用 1%硝酸溶液稀释至刻度，摇匀。

(3) 混合酸：硝酸与高氯酸的体积比为 4∶1。

(4) 乙醇溶液(75%)：取 75ml 无水乙醇，加入 25ml 水，混匀。

(5) 硝酸溶液(3%)：取 30ml 浓硝酸，加入 970ml 水，混匀。

(6) 硝酸溶液(1%)：取 10ml 浓硝酸，加入 990ml 水，混匀。

(7) 肝素溶液(5g/L)：称取 0.50g 肝素，溶于 100ml 水中。

(8) 普通滤纸和慢速定量滤纸。

金属锌、硝酸、高氯酸均为优级纯(GR)或光谱纯，其他试剂为分析纯(AR)，实验用水为去离子水或双蒸水。

四、实验内容

1. 发样的采集、保存与预处理

(1) 发样的采集与保存：取受检者枕部距头皮 1～3cm 的毛发 1～2g，置于 250ml 烧杯中，加入 100ml 50～60℃ 5%中性洗涤剂溶液浸洗 30min，并不断搅拌，弃去洗涤液后用自来水洗至无泡沫，再用纯水洗 4～5 次，滤干。于 105℃烘箱中烘干，取出冷却。用干净不锈钢剪刀将头发剪成 3～4mm 长度，混匀备用。

(2) 发样的预处理：准确称取发样 0.20g(准确至±0.0001g)于 50ml 三角烧瓶中，加入混合酸 3.0ml，放置约 30min 后，于电热板或电炉上逐步升温消化，当溶液从褐色变为淡黄色时，表示消化完全；如果溶液变棕黑，而硝酸烟已冒尽，应立即取下，冷却，补加浓硝酸再消化，直至溶液变为淡黄色，然后升高温度继续加热至高氯酸烟雾赶尽(不能太干，以瓶底仍呈润湿为度)。取下三角烧瓶，冷却至近室温，用 1%硝酸溶解消化产物，并转移至 25ml 比色管中，再用 1%硝酸洗涤三角烧瓶 2～3 次，合并溶液，最后用 1%硝酸定容，摇匀。取上述发样溶液 1.00～3.00ml(视发样中锌含量而定)于 10ml 比色管中，用 1%硝酸稀释至刻度，混匀，作为试样溶液。同步做消化空白。

2. 尿液的采集、保存与预处理

(1) 尿样的采集与保存：用洁净的聚乙烯塑料瓶收集晨尿或全日尿约 100ml，测定其比重和体积后，加入浓硝酸使其浓度为 1%，于 4℃冰箱可保存 1 周。

(2) 尿样的预处理：将尿样混匀，先用普通滤纸过滤，再经慢速定量滤纸抽滤，除去沉渣。准确吸取尿滤液 1.00～5.00ml(视尿样中锌含量而定)于 10ml 比色管中，用 1%硝酸溶液定容至刻度，混匀，作为试样溶液。

3. 血液样品的采集、保存与预处理

(1) 血清的采集与保存：用 3%硝酸溶液和 75%乙醇溶液依次清洗受检者皮肤，抽取静脉血 5ml 于 10ml 洁净干燥的离心管中，置 37℃保温 30～60min，以 2000r/min 离心 10min，缓慢取出上层血清，再置于 5ml 具塞试管中，4℃下冷藏可保存 2 周，−20℃下冷冻可保存数月。

(2) 全血的采集与保存：于早晨空腹时，抽取静脉血 3ml，置于事先加入 5g/L 肝素溶液(肝素浓度约为 150μg/ml)并晾干的 10ml 具塞试管中，混匀，于 4℃冰箱可保存 1 周，–20℃低温冰箱冷冻可保存数月。

(3) 血清的预处理：将血清充分混匀，准确吸取 0.50～2.00ml(视血清中锌含量而定)于 10ml 具塞比色管中，用 1%硝酸溶液定容，混匀，作为试样溶液。

(4) 全血的预处理：将全血充分混匀，准确吸取 1.00ml 于 50ml 三角烧瓶中，加入混合酸 2.0ml，放置约 30min 后，置于电热板上，和发样相同步骤消化。取下三角烧瓶，冷却至近室温，用 1%硝酸溶液溶解消化产物，定量转移至 10ml 具塞比色管中，用 1%硝酸溶液定容至刻度，混匀，作为试样溶液。同步做消化空白。

4. 标准系列溶液的配制 分别取锌标准应用液 0.00ml、1.00ml、2.00ml、3.00ml、4.00ml、5.00ml 于 10ml 具塞比色管中，用 1%硝酸溶液定容，摇匀。

5. 设定仪器参考工作条件 测定波长 213.9nm；灯电流 3mA；光谱带宽 0.4nm；空气流量 6.0L/min；乙炔流量 1.2L/min；燃烧头高度 8mm。按仪器使用说明书设定以上条件，预热仪器 20～30min。

6. 标准曲线的绘制 在仪器参考工作条件下，用纯水调零，然后将标准系列溶液由低浓度到高浓度依次测定，以吸光度对浓度绘制标准曲线或求直线回归方程。

7. 样品测定 在绘制标准曲线的实验条件下，依次测定发样、尿液、血清、全血试样溶液及空白溶液的吸光度。如果试样溶液的吸光度值超过标准曲线的线性范围，应将试样溶液适当稀释后再进行测定。

8. 样品分析结果 由标准曲线或直线回归方程确定试剂空白溶液和试样溶液中锌的浓度，并按下面公式分别计算发样、尿液、血清和全血中锌的含量。

发样中锌含量的计算公式：$w=\dfrac{(c_x-c_0)KV_x\times 25.00}{m_sV_0}$

尿液中锌含量的计算公式：$\rho_1=\dfrac{(c_x-c_0)KV_x}{V_1}\times\dfrac{1.020-1.000}{d-1.000}\times 10^3$

血清中锌含量的计算公式：$\rho_2=\dfrac{(c_x-c_0)KV_x}{V_2}\times 10^3$

全血中锌含量的计算公式：$\rho_3=\dfrac{(c_x-c_0)KV_x}{V_3}\times 10^3$

式中，w 为发样中锌的含量，μg/g；ρ_1 为尿液中锌含量，μg/L；ρ_2 为血清中锌含量，μg/L；ρ_3 为全血中锌含量，μg/L；c_x 为试样溶液中锌的浓度，μg/ml；c_0 为空白溶液中锌的浓度，μg/ml；V_x 为试样溶液的体积，ml；V_0 为所吸取的发样品溶液的体积；m_s 为发样质量，g；d 为尿液实测比重；V_1 为所取的尿液的体积，ml；V_2 为所取的血清的体积，ml；V_3 为所取的全血的体积，ml；K 为试样溶液的稀释倍数。

五、注意事项

1. 点燃火焰时，必须先打开空气阀门，后打开乙炔气阀门；熄灭火焰时，必须先关闭乙炔气阀门，后关闭空气阀门。

2. 实验所用玻璃器皿要用25%硝酸溶液浸泡24h，然后用纯水冲洗，以除去玻璃表面吸附的金属离子。

3. 锌在环境中大量存在，采样和分析过程中必须严防污染，特别不得接触橡胶制品。

4. 头发的清洗时间不能太长，以免将发内的锌洗出，造成测定结果偏低。

5. 采集血清时，要防止溶血现象。

6. 稀释血清的硝酸溶液浓度不能过高，当酸度超过1%时，血清中的蛋白将会出现不同程度的凝结现象，影响样品的正常测定。

7. 使用不同型号的仪器时，仪器参考工作条件会有所差别，要在仪器的最佳工作条件下进行测定。

六、思考题

1. 为何要用混合酸消化发样和全血？常用的消化试剂有哪些？湿法消化法有何特点?

2. 狭缝宽度对测定有何影响？如何选择狭缝宽度？

3. 调节燃烧头高度的作用是什么？

4. 为什么试样溶液测得的吸光度值不能超出标准曲线的线性范围？若超出应如何解决？

七、附录(火焰原子吸收光谱仪的使用)

1. 依次打开打印机、显示器、计算机电源开关，等计算机完全启动后，打开主机电源。

2. 双击操作软件，仪器联机初始化后，进入工作站。

3. 根据测定元素设定相应的实验参数，选择工作灯和预热灯，设定工作灯电流、预热灯电流、负高压、测定波长、光谱带宽、燃气流量、空气流量、燃烧器高度等参数。预热仪器20～30min。

4. 调整火焰吸收的光路：用对光板检查光斑是否在燃烧缝的正上方，如有偏离，要反复更改相应的参数，直到燃烧头和光路平行并位于光路正下方。如仍不平行，可以用手调节燃烧头角度来完成。

5. 根据不同型号仪器说明书，设置定量分析方法、标准溶液的浓度和个数、被测样品数量和名称等信息。

6. 打开空压机，先开风机开关，再开工作开关，调节压力调节阀，使空气压力稳定在 0.2～0.35MPa(不同型号仪器的要求不同)；然后打开乙炔钢瓶主阀，调节出口压力在 0.05～0.10MPa(不同型号仪器的要求不同)，点火前后出口压力可能有变化，这里指点火后的出口压力；向液封盒中加纯水至出水管有水溢出。

7. 打开排风设备，点燃火焰，等火焰稳定后吸喷纯水，预热燃烧头 5～10min。

8. 吸喷纯水校零后，依次测定标准溶液和样品溶液。注意：每做一个样品要用纯水清洗进样管、雾化器、雾化室和燃烧器。

9. 保存或打印测量结果。

10. 测量完毕后，吸喷 5～10min 纯水，清洗雾化器、雾化室、燃烧器和管路，防止结盐。

11. 关闭乙炔钢瓶主阀，火焰自动熄灭后，关闭减压阀；再关空压机工作开关，排空空压机气缸中的气体，按放水阀排出空压机气罐中的冷凝水，关闭风机开关。

12. 关闭排风设备，退出操作软件，关闭主机电源；关闭打印机、显示器和计算机电源；盖好仪器防尘罩。

13. 检查乙炔气是否已经关闭，所有电源插座是否已切断；清理实验室，登记仪器使用记录。

(张丽萍　梁青青)

实验四　石墨炉原子吸收光谱法测定血中铅的含量

一、实 验 目 的

1. 掌握石墨炉原子吸收法测定血中铅的原理和方法。

2. 熟悉石墨炉原子吸收分光光度计的操作。

3. 熟悉石墨炉原子化法实验条件选择的方法。

4. 了解血液样品的预处理方法及基体改进剂的作用。

二、实 验 原 理

血液样品用基体改进剂稀释后直接注入石墨管中，经过干燥、灰化、原子化，样品中的铅离子转变成基态原子蒸气，基态原子对铅空心阴极灯发射的特征谱线产生吸收，在一定条件下，其吸光度与溶液中铅的浓度呈正比，标准曲线法定量。

血中的铅(Pb)含量很低，用火焰法很难得到满意的效果，常用石墨炉原子吸收光谱法测定。石墨炉法的灵敏度比火焰法的高 100～1000 倍。试样用量仅为 5～100μl。缺点是干扰大，必须进行背景扣除，且操作比火焰法复杂。

三、仪器与试剂

1. 仪器 原子吸收分光光度计(石墨炉原子化器)，Pb空心阴极灯，微量移液器，1.5ml具盖聚乙烯塑料离心管。

2. 试剂

(1) 3%硝酸溶液。

(2) 硝酸钯(AR)。

(3) 0.2% Triton X-100 溶液(*V*/*V*)。

(4) 基体改进剂：0.1%硝酸钯溶液+ 0.2% Triton X-100 + 0.2%硝酸溶液等体积混合组成。

(5) Pb标准储备液：1000 mg/L(国家标准物质，国家钢铁材料测试中心钢铁研究总院)。

(6) Pb标准应用液：临用时将Pb标准储备液用3%硝酸溶液稀释成10μg/ml标准中间液，最后用基体改进剂稀释成0.4μg/ml的标准应用液。

四、实验内容

1. 全血的采集与保存 见实验三。

2. 血样处理 在1.5ml具盖聚乙烯塑料离心管中加入基体改进剂0.36ml，用微量移液器移入经肝素抗凝的血样40μl，充分振摇，混匀。

3. 仪器工作条件 波长：283.3nm；灯电流：8mA；狭缝：0.7nm。原子化条件：干燥1，100℃，30s；干燥2，130℃，30s；灰化1，450℃，30s；灰化2，500℃，30s；原子化，1900℃，4s；净化，2500℃，3s。进行背景校正，进样量10～20μl。氩气气流：250ml/min，原子化阶段停气。

4. 工作曲线的绘制 取7支1.5ml具盖聚乙烯塑料离心管，分别加入Pb标准应用液0.0μl、10.0μl、20.0μl、30.0μl、40.0μl、50.0μl、60.0μl，基体改进剂0.36ml、0.35ml、0.34ml、0.33ml、0.32ml、0.31ml、0.30ml，正常人血各40.0μl，混匀。铅的质量浓度分别为0.0ng/ml、10.0ng/ml、20.0ng/ml、30.0ng/ml、40.0ng/ml、50.0ng/ml、60.0ng/ml。选择上述仪器最佳工作条件，注入石墨炉，测定吸光度。

5. 样品的测定 将上述处理好的样品溶液在同样条件下，注入石墨炉，测定吸光度。

6. 数据处理

(1) 以浓度为横坐标，吸光度为纵坐标，绘制工作曲线。

(2) 由标准曲线求出相对应的值，并计算出样品中Pb的含量(ng/100ml)。

五、注意事项

1. 实验前应仔细了解仪器的构造及操作方法。

2. 实验前应检查通风是否良好，确保实验中产生的废气排出室外。

3. 使用微量注射器时，要严格按教师指导进行。

4. 石墨炉法测铅时读数的重复性差，可适当增加重复测定次数，取其平均值。

六、思 考 题

1. 在实验中通氩气的作用是什么?为什么要用氩气?在原子化步骤采取停气操作的目的是什么?

2. 为什么本实验一定要加入基体改进剂？可以用其他基体改进剂吗？

七、附录(石墨炉原子吸收分光光度计的使用和维护)

(一) 使用

1. 打开电源和初始化 打开石墨炉原子化器 GFA、原子吸收主机 AA 及计算机。打开 WizAArd 软件。

2. 启动 AA 软件(石墨炉法软件基本操作)

(1) 登录 WizAArd 系统。

(2) 选择测定元素和编辑参数：①选择测定元素，选择石墨炉测定法；②编辑光学参数，包括灯位设置、灯类型及插座号等。

(3) 编辑样品制备参数和 QA / QC 设置：①校准曲线设置；②样品组设置。

(4) 连接主机/发送参数：连接到仪器和发送参数，连接到仪器后，仪器进行自检(包括 AA、ASC 和 GFA)。

(5) 光学参数：光学参数的设置，包括波长、灯电流、狭缝、点灯方式及背景扣除等。进行谱线搜索。

(6) 原子化程序：设置原子化程序(干燥、灰化、原子化及净化温度与时间)。参数设定完毕，开始测定。

3. 石墨炉法测定操作

(1) 正确地安装石墨管。

(2) 确认氩气的供气压力在规定的范围内和冷却水流确实流通。

(3) 确认石墨炉原子化器 GFA 前方的电源开关已经打开；控制和加热开关已经打开。

(4) 采用微吸管或类似的器具，把样品注入石墨管，开始测定。

4. 完成测定

(1) 石墨炉法测定完毕后，需关闭冷却水和气体的主阀。

(2) 退出软件。首先关闭与仪器的通讯，然后关闭主窗口。

(3) 关闭 AA 主单元上的电源开关。

(4) 关闭外围设备的电源开关，如 ASC 和 GFA。当使用石墨炉原子化器，要确认关闭 HEAT 开关。

(二)维护保养

1. 更换石墨管 当石墨管被重复加热许多次后，其表面会氧化变得粗糙。而且随着持续的氧化，在注射孔附近的管壁会变得越来越薄，最终弯曲破裂。由于氧化过程造成管道磨损，数据的重现性会降低，有些情况下吸收峰可能不会出现。在这些情况下，请更换石墨管。

2. 清洗窗板座和窗板 经过重复测定，窗板座内壁和窗板(石英材质)会被石墨粉或样品粉尘污染。如果污染比较严重，会对再现性产生不利影响，基线噪声增大。这样的情况下，需要清洁这些部件。

3. 清洁及更换石墨帽和石墨支架 如果石墨帽和石墨支架的内壁被石墨粉或样品产生的灰尘污染，测定数据的再现性会受到不利的影响，在这样的情况下，需要清洁石墨帽和石墨支架。

4. 清洁温度传感器 当石墨管到光电池的光路被灰尘阻挡，传感器发出的信号会比正常情况下小。这会导致即使石墨管达到了设定温度，流入管内的电流仍会增加，石墨管加热的温度会比正常情况下高许多。氩气以 0.5L/min 的流量流入光入口来防止石墨管排出的灰尘和烟尘的侵扰。当石墨炉几天才使用一次时，请在测定开始前进行清洁。

5. 清洁滑动机构 如果导杆因被污染而不能平稳的滑动，用干净的纸布擦去导杆上的污垢。

6. 清洁密封圈 测定重复多次以后，密封圈(PTFE 圈)可能会被样品产生的灰尘或烟尘污染。如果污染的程度比较严重，样品本身也可能被污染。因此在测定开始前或当更换石墨管时需清洁密封圈。从石墨支架上取下密封圈浸泡在去离子水或乙醇中来去除脏物，然后用棉纸或薄纱擦去所有的水分。清洁完成以后，将密封圈表面大的一面直接对着石墨支架(右冷却块)，把它安装在石墨支架上。

7. GFA 性能检查 用 Mn 标准溶液进行性能检查，检查吸光度及再现性。

(周　彤)

实验五　pH 玻璃电极性能检查及溶液 pH 的测定

一、实验目的

1. 掌握 pH 酸度计的使用方法；掌握直接电位法测定溶液 pH 的原理和方法。
2. 熟悉 pH 玻璃电极性能检查的方法。
3. 了解 pH 玻璃电极和复合电极的构造。

二、实验原理

pH 玻璃电极对溶液中的氢离子有良好的响应特性，将它与参比电极及待测溶

液组成原电池，

$$(-)\quad \underbrace{Ag,AgCl \mid HCl(0.1mol/L) \mid 玻璃膜}_{\substack{pH玻璃电极\\(指示电极)}} \parallel \underbrace{H^+\ (x mol/L)}_{待测试液} \mid \underbrace{KCl(饱和) \mid Hg_2Cl_2,Hg}_{\substack{饱和甘汞电极\\(参比电极)}} \quad (+)$$

电池的电动势与溶液的 pH 存在如下关系

$$E = K + \frac{2.303RT}{F}\mathrm{pH}$$

25℃时

$$E = K + 0.0592\mathrm{pH}$$

式中，K 在一定条件下为常数。

从上式可知，测得的电池电动势 E 与试液的 pH 呈线性关系。$\Delta E/\Delta\mathrm{pH}$ 被称为玻璃电极的电极系数，其理论值为直线的斜率，即 $2.303RT/F$ 或 0.0592(25℃时)，表明溶液的酸度改变 1 个 pH 单位，电池电动势(实际上是指示电极的电极电位)将发生 59.2mV 的变化。实际上每一支玻璃电极的电极系数并不相同，在 52～60mV/pH 范围内波动。一般认为电极系数在此范围的玻璃电极具有良好的氢离子响应特性。如果电极系数偏离此范围，则认为电极失去对氢离子的响应特性，当 $\Delta E/\Delta\mathrm{pH} \leqslant 50\mathrm{mV/pH}$ 时就不宜使用了。

电极系数测定方法：将同一对电极(待测的玻璃电极和饱和甘汞电极)分别置于两种不同 pH 的标准缓冲溶液中，测量电池的电动势，得

$$E_1 = K + S\mathrm{pH}_1$$

$$E_2 = K + S\mathrm{pH}_2$$

两式相减，得

$$\frac{\Delta E}{\Delta\mathrm{pH}} = \frac{E_2 - E_1}{\mathrm{pH}_2 - \mathrm{pH}_1} = S$$

也可以用同一对电极分别和 pH 为 3.56、4.01、6.86 和 9.18 的四个标准缓冲溶液组成原电池，测量其电动势，以 E 为纵坐标，pH 为横坐标作图，绘制 E-pH 曲线，曲线的斜率即为玻璃电极的电极系数$\Delta E/\Delta\mathrm{pH}$。也可以对 E 和 pH 的关系进行线性回归，求回归方程，所得斜率即为电极系数$\Delta E/\Delta\mathrm{pH}$。

电池的电动势 E 与试液的 pH 呈线性关系，理论上，测得 E 即可计算试液的 pH。由于 K 包含了$\varphi_{内参}$、$\varphi_{外参}$、液接电位及不对称电位等，无法计算出它的数值，而且不是同一对电极，K 也不相同，无法根据电池电动势直接计算试液的 pH。实际工作中采用直接比较法进行测量。先用已知 pH 的标准缓冲溶液来校正酸度计(定位)，然后在相同的条件下直接测量溶液的 pH。为适应不同温度下的测量，在用标准缓冲溶液定位前首先要进行温度补偿(将温度补偿旋钮调至溶液的温度处)。在进行温度补偿和校正后将电极插入待测试液中，仪器就可以直接显示被测溶液的 pH。pH 测量结果的准确度决定于标准缓冲溶液 $\mathrm{pH_s}$ 的准确度、两电极的性能及酸度计的精度和质量。

三、仪器与试剂

1. 仪器 酸度计；pH 玻璃电极(或 pH 复合电极)；饱和甘汞电极；温度计；磁力搅拌器、搅拌子；烧杯、吸量管等。

2. 试剂 标准缓冲溶液(25℃时，pH 分别为 3.56、4.01、6.86、9.18)，其配制方法如下。

(1) 饱和酒石酸氢钾溶液(pH=3.56，25℃)：在磨口玻璃瓶中装入去离子水和过量酒石酸氢钾($C_4H_5O_6K$)粉末(约 20g/L)，剧烈摇动 20～30min，溶液澄清后，用倾泻法取其上清液备用。

(2) 0.05mol/L 邻苯二甲酸氢钾溶液(pH=4.01，25℃)：精密称取在(115±5)℃干燥 2～3h 的邻苯二甲酸氢钾($KHC_8H_8O_4$)10.21g，加水使溶解并稀释至 1000ml。

(3) 0.025mol/L 磷酸盐溶液(pH=6.86，25℃)：精密称取在(115±5)℃干燥 2～3h 的磷酸氢二钠(Na_2HPO_4)3.55g 和磷酸二氢钾(KH_2PO_4)3.40g，加水使溶解并稀释至 1000ml。

(4) 0.01mol/L 硼砂标准缓冲溶液(pH=9.18，25℃)：精密称取硼砂($Na_2B_4O_7\cdot10H_2O$)3.81g(注意避免风化，不能烘)，加水使溶解并稀释至 1000ml，置聚乙烯塑料瓶中，密封保存。

标准缓冲溶液的 pH 受温度影响。各种标准缓冲溶液在不同温度下的 pH 见表 2-5-1。

表 2-5-1 标准缓冲溶液在不同温度下的 pH

标准缓冲溶液	不同温度(℃)下的 pH						
	10	15	20	25	30	35	40
饱和酒石酸氢钾				3.599	3.551	3.547	3.547
0.05mol/L 邻苯二甲酸氢钾	3.996	3.996	3.998	4.003	4.010	4.019	4.029
0.025mol/L KH_2PO_4-Na_2HPO_4	6.921	6.898	6.879	6.864	6.852	6.844	6.838
0.01mol/L 硼砂	9.330	9.276	9.226	9.182	9.142	9.105	9.072

(5) 未知 pH 的待测溶液。

四、实验内容

1. 酸度计使用前准备 接通电源，置选择开关于“pH”或“mV”档，使仪器预热 20min。

2. 电极处理及安装

(1) pH 玻璃电极在使用前须在去离子水中浸泡 24h 以上；甘汞电极在使用前须取下电极下端的小胶帽和侧面的小胶塞，检查其内充液位、晶体、气泡和微孔砂芯渗漏情况并做适当处理。

(2) 用去离子水将处理好的 pH 玻璃电极和饱和甘汞电极的外部冲洗干净，用滤纸吸干外壁水分后，固定在电极夹上，并使玻璃电极球泡略高于甘汞电极下端；将甘汞电极导线和玻璃电极引线分别连接在仪器的“＋”、“－”极。

3. 校正酸度计　仪器在测量前首先要进行校正。校正分一点校正和两点校正法。

(1) 一点校正法：将选择按键开关置“pH”档，“斜率”调节器顺时针旋到底。取一洁净的烧杯，用 pH＝6.86 的标准缓冲溶液荡洗 3 遍，倒入 50ml 左右该标准缓冲溶液。用温度计测量标准缓冲溶液温度，调节“温度”调节器，使所指示的温度刻度为所测得的温度。将电极插入该标准缓冲溶液中，加入磁力搅拌子，在磁力搅拌器上搅拌数分钟，待读数稳定后后，关闭磁力搅拌器，调“定位”调节器，使仪器显示值为此温度下标准缓冲溶液的 pH。测定过程中，经校正的仪器定位调节器不应再有变动。

(2) 两点校正法：一点校正后，将电极从标准缓冲溶液中取出，移去烧杯，用去离子水清洗电极，并用滤纸吸干电极外壁水；另取一洁净烧杯，用另一种与待测试液 pH 相接近的标准缓冲溶液(pH=4.01 或 pH=9.18)荡洗 3 遍后，倒入 50ml 左右该标准缓冲溶液。将电极插入该标准缓冲溶液中，搅拌数分钟，待读数稳定后，关闭磁力搅拌器，调节“斜率”调节器，使仪器显示值为此温度下该标准缓冲溶液的 pH。

重复(1)～(2)步骤，直至达到要求，完成仪器两点校正。测定过程中，经校正的仪器的定位调节器与斜率调节器不应再有变动。

4. pH 玻璃电极的性能检查　将选择按键至于“mV”档；用去离子水清洗电极，并用滤纸吸干；将电极依次插入 3.56、4.01、6.86、9.18 四种标准缓冲溶液中，测定电动势(每换一种溶液都要清洗电极，用滤纸吸干；插入电极后，摇动溶液至读数稳定后读数)；绘制 E-pH 曲线，计算曲线的斜率 $\Delta E/\Delta \mathrm{pH}$，即为该电极的电极系数。也可以通过线性回归，求回归方程，斜率值即为电极的电极系数；从电极系数的值判断电极的性能。

5. 测量待测试液的 pH　用去离子水清洗电极，并用滤纸吸干电极外壁水。取一洁净小烧杯，用待测溶液荡洗 3 遍后倒入 50ml 左右试液。用温度计测量试液温度，并将温度调节器调至此温度位置上。将电极插入待测溶液中，搅拌数分钟，待读数稳定后，关闭磁力搅拌器，读取并记录被测溶液的 pH。平行测定两次，计算待测溶液 pH 的平均值。

6. 关闭酸度计电源，取出玻璃电极清洗干净后浸泡在去离子水中；取出甘汞电极用去离子水清洗，再用滤纸吸干外壁水分，套上小胶帽，插上小塞子，存放盒内。

五、注 意 事 项

1. 实验所用 pH 玻璃电极在使用前须在去离子水中浸泡 24h 以上，甘汞电极使用前需检查电极内充液是否有足够的饱和 KCl 溶液，溶液中不得有气泡。

2. 校正 pH 计时，应选择与待测溶液 pH 相近的标准缓冲溶液。

3. 玻璃薄膜应仔细保护，勿与尘硬物碰擦。安装电极时，pH 玻璃电极的下端必须比甘汞电极陶瓷芯端稍高一些(2～3mm)，以便保护玻璃电极下端的玻璃薄膜。

4. 测试时，磁力搅拌器应保持较慢而稳定的转速，电极表面和溶液搅拌过程中不能有气泡。

5. 读取 pH 时，需关闭搅拌器，待数字显示稳定后才能读取。

6. 电极使用完后，须用去离子水清洗干净，用滤纸将水吸干存放，甘汞电极需将电极帽套好，放入电极盒中。

六、思 考 题

1. pH 玻璃电极在使用前，为什么要在去离子水中充分浸泡？

2. 校正 pH 计时，应选择与待测试液 pH 相近的标准缓冲溶液，为什么？

3. 使用 pH 玻璃电极时应注意什么？

(杨晓辉)

实验六 电位法测定牙膏中氟离子的含量

一、实 验 目 的

1. 掌握电位法测定 F^- 浓度的原理和方法。

2. 熟悉氟电极选择性系数的测定方法。

3. 熟悉标准曲线法和标准加入法。

二、实 验 原 理

含氟牙膏能有效预防龋齿，常用的添加剂是氟化钠和单氟磷酸钠(Na_2PO_3F)。国家标准规定成人牙膏的总氟量为 0.05%～0.15%，儿童牙膏为 0.05%～0.11%。用水溶解牙膏，可直接测定其中游离的氟离子含量；在酸性介质中加热 Na_2PO_3F 可水解出氟离子，从而得到可溶性氟的含量。本实验采用氟离子选择电极法测定牙膏中游离氟离子的含量。

氟电极是以 LaF_3 单晶膜为 F^- 敏感膜的电极。以氟离子选择性电极为指示电极，饱和甘汞电极(SCE)为参比电极，插入待测试液中组成原电池

$$(-)\ \underbrace{Ag,AgCl|NaCl(0.1mol/L),NaF(0.1mol/L)\ \|\ LaF_3\text{单晶膜}}_{\substack{\text{氟离子选择电极}\\(\text{指示电极})}}|\underbrace{F\ (x\,mol/L)}_{\text{待测试液}}|\underbrace{KCl(\text{饱和})\ |\ Hg_2Cl_2,Hg}_{\substack{\text{饱和甘汞电极}\\(\text{参比电极})}}(+)$$

电池的电动势 E 与溶液中的氟离子活度 a_{F^-} 呈能斯特响应，即

$$E = K - \frac{2.303RT}{F}\lg c_{F^-}$$

实际工作中，要求测定待测离子的浓度，通常向标准溶液和待测溶液中加入总离子强度调节缓冲剂(TISAB)，使测定体系的离子强度相一致，离子的活度系数基本相同。此时，可用离子的浓度 c 代替活度 a。25℃时

$$E = K - 0.0592\lg c_{F^-}$$

电池电动势 E 与氟离子浓度 c_{F^-} 的对数呈线性关系。

TISAB 由 NaCl、HAc-NaAc 和柠檬酸钠组成。NaCl 的作用是调节溶液的离子强度，使样品溶液和标准溶液的离子强度相等；HAc-NaAc 是缓冲剂，控制溶液的 pH 为 5.0～5.5；柠檬酸钠为掩蔽剂，用以消除 Fe^{3+}、Al^{3+} 等离子的干扰。另外，TISAB 还起缩短电极响应时间的作用。

三、仪器与试剂

1. 仪器 酸度计，氟离子选择性电极，饱和甘汞电极，电磁搅拌器，搅拌子，50ml 小烧杯，5ml、10ml 移液管，1ml、2ml、10ml 吸量管，容量瓶，离心管，离心机等。

2. 试剂

(1) 氟标准储备液(1.0mg/ml)：准确称取 NaF(分析纯，120℃烘 2h)0.2210g 溶于去离子水中，转移至 100ml 容量瓶中，用去离子水稀释至刻度，摇匀，贮于聚乙烯瓶中。

(2) 氟标准应用液(0.1 mg/ml)：将氟标准储备液稀释 10 倍。

(3) TISAB 溶液：将 58g NaCl、57ml 冰乙酸(CH_3COOH)、12g 柠檬酸钠($Na_3C_6H_5O_7 \cdot 2H_2O$)，加入到盛有约 500ml 去离子水的大烧杯中，搅拌使之溶解。慢慢加入 6mol/L NaOH 溶液(约 125ml)，在酸度计上调节 pH 为 5.0～5.5，冷却至室温后，加水至 1000ml。

四、实验内容

1. 样品制备 精确称取含氟牙膏 15.00 g，置于 50ml 烧杯中，加去离子水搅拌使其溶解，定量转移至 100ml 容量瓶中，用去离子水稀释至刻度，摇匀。将此溶液转移至 10ml 离心管中，在离心机(2000r/min)中离心 30min，取其上清液用于分析游离氟含量。

2. 氟电极检查 按仪器说明书调好仪器。把甘汞电极与氟离子选择性电极夹在电极夹上，甘汞电极接酸度计的正极，氟电极接负极。将两电极浸入去离子水中，在电磁搅拌下不断清洗电极，多次更换去离子水，直至水中空白电位值符合电极出厂空白值(约−300 mV)。

3. 标准溶液系列的配制及测定 分别取 0.1mg/ml 氟标准应用液 0.1ml、0.2ml、0.5ml、1.0ml、2.0ml、5.0ml 于 6 个 50ml 容量瓶中，各加 TISAB 5ml，用去离子

水稀释至刻度，摇匀。倒入50ml小烧杯中，在电磁搅拌下按浓度由稀到浓的顺序依次测定标准系列溶液的电动势值E(mV)(表2-6-1)，以E对$\lg c_{F^-}$绘制E-$\lg c_{F^-}$曲线，或求E-$\lg c_{F^-}$的线性回归方程。

表2-6-1 氟标准应用液的配制及测定

氟标准应用液 V(ml)	0.1	0.2	0.5	1.0	2.0	5.0	试样
$c_{F^-}\times1000$ (mg/ml)	0.2	0.4	1	2	4	10	
E (mV)							

4. 游离氟的测定 吸取样品上清液5.00ml(不同品牌的牙膏量有所不同)于50ml容量瓶中，加TISAB 5ml，用去离子水稀释至刻度，摇匀。用去离子水重新清洗电极至空白电位后，将样品倒入50ml小烧杯中，电磁搅拌下待读数稳定后读取其电池电动势值E_1。在样品溶液中加入0.1mg/ml氟标准应用液0.10ml，电磁搅拌下待读数稳定后读取电动势值E_2。为减小测定误差，一般“加标量”可根据电动势的变化$\Delta E=E_1-E_2$在10～40mV计算。

5. 结果计算

(1) 用标准曲线法计算牙膏中氟的含量：根据样品溶液的电池电动势值，从标准曲线上查出(或由回归方程计算)试液中的c_{F^-}，再由取样量计算出牙膏中游离氟的含量

$$w=\frac{c_{F^-}\times\frac{50.0}{5.00}\times100.0}{m}$$

式中，m为牙膏的质量；w为牙膏中氟的质量分数，mg/g。

(2) 用标准加入法计算牙膏中氟的含量

$$w=\frac{c_s\times\frac{V_s}{50.0}\times(10^{\Delta E/S}-1)^{-1}\times\frac{50.0}{5.00}\times100.0}{m}$$

式中，c_s为加入氟标准溶液的浓度，mg/ml；V_s为加入氟标准溶液的体积，ml；ΔE为加入氟标准溶液前后测得的电动势差，mV；S为实际斜率，可以通过作E-lg$c$曲线求得；m为牙膏的质量；w为牙膏中氟的质量分数，mg/g。

五、注意事项

1. 使用前，将氟电极放在含1×10^{-3} mol/L的F^-溶液中浸泡约1h，然后用去离子水清洗电极至电位值约–300 mV。电极敏感膜要小心保护，切勿与尖锐物碰撞。如有油污，可用脱脂棉依次涂乙醇和丙酮轻拭，再以去离子水洗净。

2. 电极在接触浓溶液后再测稀溶液，往往伴有迟滞效应，应从稀溶液到浓溶液进行测定。

3. 测量完标准溶液系列后，应将电极在去离子水中清洗，使空白电位值与测定前相同，然后再测定样品溶液。

4. 电极的响应时间随氟离子浓度降低而延长。测定时，如果电位在 1min 变化不超过 1mV 时，即可读取平衡电位值。

六、思　考　题

1. 简述 TISAB 的组成及各成分的作用。

2. 为什么用电位法测定氟离子时要控制溶液的 pH 在 5.0～5.5？

(刘桂英)

实验七　电导滴定法测定混合酸中 HCl 和 HAc 的含量

一、实 验 目 的

1. 掌握电导法的测定原理和方法。

2. 掌握通过测量溶液电导来确定滴定终点的方法。

3. 熟悉电导率仪的操作方法。

二、实 验 原 理

通过测量滴定过程中溶液电导的变化来确定终点的方法，称为电导滴定法。凡是反应物离子或生成物离子的淌度有较大变化的滴定反应都可以用电导法确定终点，尤其是有 H^+和 OH^-参与的反应。

本实验用 NaOH 标准溶液滴定 HCl 和 HAc 的混合液。加入 NaOH 溶液时，先中和 HCl，H^+不断被消耗($H^++OH^-=H_2O$)，实际上相当于 Na^+取代溶液中的 H^+。由于 Na^+的淌度小于 H^+的淌度，溶液电导不断下降。中和完 HCl 后，再滴入的 NaOH 就与 HAc 反应，此时电导缓慢增加(因溶液中 Na^+的浓度不断增加)，当 HAc 被中和完毕，再加入 NaOH 溶液，溶液电导又迅速上升，滴定曲线为三条曲线，三条曲线的两个交点即为滴定 HCl 所消耗 NaOH 溶液的体积和滴定整个混合酸所消耗 NaOH 溶液的体积。后者减前者，则得到滴定 HAc 所耗 NaOH 溶液的体积。NaOH 标准溶液滴定 HCl 和 HAc 的混合液的电导滴定曲线见图 2-7-1。

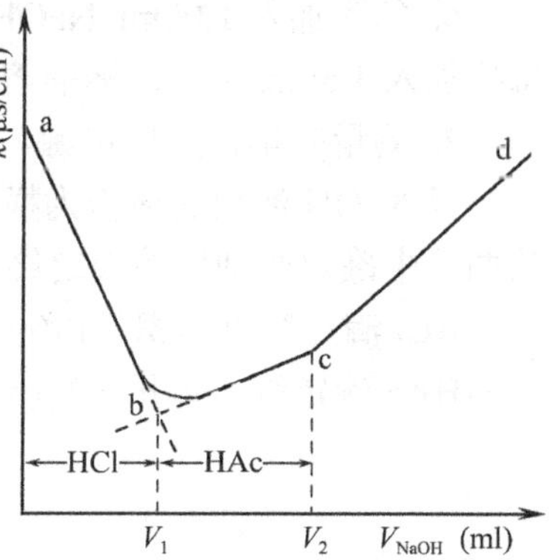

图 2-7-1　NaOH 标准溶液滴定 HCl 和 HAc 混合液的电导滴定曲线

V_1 为滴定 HCl 所消耗 NaOH 溶液的体积，V_2 为滴定 HCl 和 HAc 所消耗 NaOH

溶液的体积，V_2-V_1 即为滴定 HAc 所消耗 NaOH 溶液的体积。

三、仪器试剂

1. 仪器 电导率仪，铂黑电极，电磁搅拌器，微量滴定管，50ml 移液管，100ml 烧杯等。

2. 试剂 NaOH 标准溶液(0.1000 mol/L)；HCl 和 HAc 的混合液。

四、实验步骤

1. 将已知浓度的 NaOH 标准溶液润洗微量滴定管 2～3 次，将 NaOH 溶液装入滴定管，调好液面，记下初读数。

2. 用 50ml 移液管吸取待测混合液 50.00ml 于干净小烧杯中，将烧杯置于电磁搅拌器上，放一搅拌子搅拌。

3. 电导率仪的操作：按仪器说明书使用电导率仪。插上电源线，打开电源开关，预热数 10min；用温度计测出待测液的温度后，将“温度”钮置于待测液的实际温度相应位置上；将铂黑电极浸入溶液，电极插头插入电极插座；校正/测量开关置于“校正”，调节“常数”钮使显示数与所使用电极的常数标示值一致；将校正/测量开关置于“测量”位置，将“量程”开关置于合适的量程档，待显示稳定后，仪器显示数值即为溶液在实际温度时的电导率。如果显示屏首位为 1，后三位数熄灭，表明被测值超出量程范围，可将“量程”开关置于高一档位置测量。如读数很小，为提高测量精度，可将“量程”开关置于低一档的位置(注意：在测量过程中每切换一次量程都必须校准一次)。

4. 按上述调好电导率仪后，测量未滴定时混合酸的电导率。

5. 开动电磁搅拌器，由滴定管加入 1.00ml NaOH 标准溶液，10s 后，停止搅拌，测量溶液的电导率。

6. 每次加入 1.00ml NaOH 标准溶液，测定溶液的电导率，中和完 HAc 后，每次加入 1.50ml NaOH 标准溶液，测定 4 点即可。

7. 测量完毕，关闭电源，取下电极，用去离子水洗净，放回盒中。

以 NaOH 溶液的体积为横坐标，溶液的电导率为纵坐标作图，绘制滴定曲线。从曲线中确定两种酸的滴定终点。

HCl 滴定终点体积：V_1(ml)

HAc 滴定终点体积：V_2(ml)$-V_1$(ml)

$$c_{\mathrm{HCl}}=\frac{c_{\mathrm{NaOH}}\times V_1}{50.00}$$

$$c_{\mathrm{HAc}}=\frac{c_{\mathrm{NaOH}}\times (V_2-V_1)}{50.00}$$

五、思 考 题

1. 在电导滴定中为什么要求待测液浓度是滴定剂浓度 1/20～1/10。
2. 正确绘制电导滴定曲线的方法是什么?其原因何在?
3. 本实验中为什么使用铂黑电极?

(陈漫霞)

实验八 电位溶出法测定生物样品中铅和镉的含量

一、实 验 目 的

1. 掌握微分电位溶出法测定铅、镉的原理和实验方法。
2. 熟悉生物样品的采集、保存和预处理方法。
3. 熟悉微分电位溶出仪的使用方法。

二、实 验 原 理

在选定的酸性介质中，设定适当的还原电位，将样品中的 Pb^{2+}、Cd^{2+}电沉积在预镀汞膜的玻碳电极上，然后断开恒电位电路，利用预先加在溶液中的氧化剂 Hg^{2+}，使电积在工作电极上的铅汞齐和镉汞齐中的铅、镉重新氧化为 Pb^{2+}、Cd^{2+}而溶出。在一定实验条件下，依据铅、镉的溶出峰电位定性；溶出峰高与溶液中 Pb^{2+}、Cd^{2+}浓度呈正比，用标准曲线法定量。工作电极上的反应为

电积反应：$Pb^{2+} + 2e + Hg \rightarrow Pb(Hg)$　　$Cd^{2+} + 2e + Hg \rightarrow Cd(Hg)$

溶出反应：$Pb(Hg) - 2e \rightarrow Pb^{2+} + Hg$　　$Cd(Hg) - 2e \rightarrow Cd^{2+} + Hg$

三、仪器与试剂

1. 仪器 微分电位溶出仪(配备旋转玻碳电极、饱和甘汞电极和铂辅助电极)，尿比重计，电子天平，电热板和烘箱等；25ml、50ml、100ml、250ml 烧杯，100ml 容量瓶，10ml 比色管，5ml、10ml 具塞试管，1ml、2ml、5ml、10ml 吸量管，10μl、20μl、100μl 微量进样器，50ml 三角烧瓶，100ml 聚乙烯塑料瓶，250ml、500ml 试剂瓶等。所用器皿均用 1∶3 硝酸溶液浸泡 24h，用水冲洗干净，晾干后备用。

2. 试剂

(1) 铅标准储备液(1.00mg/ml)：国家标准物质；或称取经 105℃干燥至恒重的硝酸铅 0.1598g 于 100ml 烧杯中，加少量水和 1ml 浓硝酸，溶解后转移至 100ml 容量瓶中，用水稀释至刻度，摇匀。

(2) 铅标准中间液(100.0μg/ml)：吸取 10.00ml 铅标准储备液于 100ml 容量瓶

中，用 1%硝酸稀释至刻度，摇匀。

(3) 铅标准应用液 I (10.0μg/ml)：吸取 10.00ml 铅标准中间液于 100ml 容量瓶中，用 1%硝酸稀释至刻度，摇匀。

(4) 铅标准应用液 II (1.00μg/ml)：吸取 10.00ml 铅标准应用液 I 于 100ml 容量瓶中，用 1%硝酸稀释至刻度，摇匀。

(5) 镉标准储备液(1.00mg/ml)：国家标准物质；或称取金属镉 0.1000g 于 100ml 烧杯中，加少量水和 5ml 浓硝酸，加热溶解后转入 100ml 容量瓶中，用水稀释至刻度，摇匀。

(6) 镉标准中间液(100.0μg/ml)：吸取 10.00ml 镉标准储备液于 100ml 容量瓶中，用 1%硝酸稀释至刻度，摇匀。

(7) 镉标准应用液 I (10.0μg/ml)：吸取 10.00ml 镉标准中间液于 100ml 容量瓶中，用 1%硝酸稀释至刻度，摇匀。

(8) 镉标准应用液 II (1.00μg/ml)：吸取 10.00ml 镉标准应用液 I 于 100ml 容量瓶中，用 1%硝酸稀释至刻度，摇匀。

(9) 氯化汞溶液(0.010mol/L)：称取氯化汞 0.2715g 于 100ml 烧杯中，用 1%硝酸溶解，并定容至 100ml，摇匀。

(10) 镀汞液：吸取 2.0ml 氯化汞溶液于 100ml 容量瓶中，用 1%硝酸定容至刻度，摇匀。此液 Hg^{2+}浓度为 2.0×10^{-4}mol/L。

(11) 混合酸：硝酸与高氯酸的体积比为 4 : 1。

(12) 1%(*V*/*V*)硝酸溶液：取 10ml 浓硝酸，加入 990ml 水，混匀。

(13) 10%(*V*/*V*)盐酸溶液：取 10ml 浓盐酸，加入 90ml 水，混匀。

(14) 硝酸钾溶液(1.0mol/L)：称取硝酸钾 10.0g，溶于 100ml 水中，摇匀。

(15) 氯化铵溶液(2.0mol/L)：称取氯化铵 10.7g，溶于 100ml 水中，摇匀。

(16) 肝素溶液(5g/L)：称取 0.50g 肝素，溶于 100ml 水中。

金属镉为光谱纯，硝酸铅和浓硝酸为优级纯(GR)，浓盐酸、硝酸钾、氯化汞及氯化铵、氨水和无水乙醇均为分析纯(AR)，肝素为生化试剂，氧化铈粉。实验用水为去离子水或双蒸水。

四、实验内容

(一)样品的采集与保存

1. 尿样 用聚乙烯塑料瓶收集尿样约 100ml，测定其比重和体积后，加入浓硝酸使其浓度为 1%，于 4℃冰箱可保存 2 周。尿样在分析前要彻底摇匀。

2. 血样 末梢血：取耳垂血 100μl，置于盛有 8.00ml 水的 10ml 具塞试管中，混匀，4℃冰箱可保存 1 周。静脉血：采集静脉血 1～2ml，置于预先加入肝素溶液(肝素浓度约为 150μg/ml)并晾干的 5ml 具塞试管中，充分混匀，4℃冰箱可保存 1 周。

3. 发样　取受检者枕部距头皮 1～3cm 的发段 1～2g，置于 250ml 烧杯中，加入 100ml 50～60℃ 5%中性洗涤剂溶液浸洗 30min，并不断搅拌，弃去洗涤液后用自来水洗至无泡沫，再用去离子水洗 6～8 次，于 105℃烘箱中烘干，取出冷却，用干净不锈钢剪刀将头发剪成 3～4mm 长度，混匀备用。

(二)样品的预处理

1. 尿样　准确吸取 0.10～5.00ml(视尿样中铅、镉含量而定)已酸化过的混匀尿样于 50ml 烧杯中，加 2.00ml 硝酸钾溶液和 0.40ml 氯化汞溶液，再补加 1%硝酸至总体积为 20.00ml，作为尿样溶液。用水代替尿样，按以上操作同样处理，作为尿样空白溶液。

2. 血样　取已经加水溶血的末梢血或静脉血 100.0μl，置于盛有 8.00ml 水的 25ml 烧杯中，加入氯化汞溶液 0.10ml 和 10%盐酸溶液 2.0ml，作为血样溶液。用水代替血样，按以上步骤操作，即得血样空白溶液。也可以参照实验三中全血试样的处理方法进行预处理。

3. 发样　准确称取发样 0.10g(准确至±0.0001g)于 50ml 三角烧瓶中，以下同实验三中发样的处理。

(三)玻碳电极的预处理

将玻碳电极表面在氧化铈粉水浆液中旋转抛光，用湿镜头纸和水清洗后，依次用氨水、无水乙醇及水冲洗。此预处理的玻碳电极可以使用较长时间，以后再次使用时，一般用湿镜头纸擦一擦，再用氨水、无水乙醇及水冲洗即可。

(四)测定

1. 仪器工作条件　仪器工作条件见表 2-8-1。电解富集时间和灵敏度可根据样品中铅、镉含量进行调整。

表 2-8-1　仪器工作条件

仪器条件	镀　汞	测　定
电解富集电位(V)	−1.10	−1.30
电解富集时间(s)	40	60 或 60 以上
溶液静止时间(s)	30	30
溶出上限电位(V)	−0.90	−1.25
溶出下限电位(V)	−0.20	−0.20
清洗电位(V)	—	+0.08
清洗时间(s)	—	30
电极转速(r/min)	2000	2000
灵敏度	100	100

2. 玻碳电极预镀汞膜　取 20ml 镀汞液于 50ml 烧杯中，插入由玻碳电极、饱和甘汞电极和铂辅助电极组成的三电极系统，按仪器工作条件反复镀汞 4～6 次，

洗净后备用。汞膜应均匀完整，否则，要重新镀汞。

3. 尿样的测定

(1) 标准曲线的绘制：在尿样空白溶液中，插入三电极系统，按仪器工作条件测定铅、镉的空白溶出峰高。然后用微量进样器加入 20.0μl 铅标准应用液Ⅰ和 10.0μl 镉标准应用液Ⅰ，连续加入标准应用液 5 次，分别测定铅、镉的溶出峰高。以加入铅、镉的质量为横坐标，其相应的铅、镉溶出峰高为纵坐标，绘制标准曲线或计算直线回归方程。

(2) 样品测定：将三电极系统插入尿样溶液中，在与绘制标准曲线相同的条件下，测定铅、镉的溶出峰高。

(3) 分析结果：由标准曲线或直线回归方程确定尿样空白溶液和尿样溶液中铅、镉的质量，并按下式计算尿中铅、镉的含量。

$$\rho = \frac{m_x - m_0}{V} \times \frac{1.020 - 1.000}{d - 1.000}$$

式中，ρ 为尿中铅、镉的含量，μg/L；m_x 为尿样溶液中铅、镉的质量，ng；m_0 为尿样空白溶液中铅、镉的质量，ng；V 为所取的尿样体积，ml；d 为尿样的实测比重。

4. 血样的测定

(1) 标准曲线的绘制：将三电极系统插入血样空白溶液中，按仪器工作条件测定铅、镉的空白溶出峰高。然后加入 20.0μl 铅标准应用液Ⅱ和 10.0μl 镉标准应用液Ⅱ，连续加入标准应用液 5 次，分别测定铅、镉的溶出峰高。以加入铅、镉的质量为横坐标，相应的铅、镉溶出峰高为纵坐标，绘制标准曲线或计算回归方程。

(2) 样品测定：将三电极系统插入血样溶液中，在与绘制标准曲线相同的条件下，测定铅、镉的溶出峰高。

(3) 分析结果：由标准曲线或回归方程确定血样空白溶液和血样溶液中铅、镉的质量，并按下式计算血中铅、镉的含量。

$$\rho = \frac{m_x - m_0}{V}$$

式中，ρ 为血中铅、镉的含量，μg/L；m_x 为血样溶液中铅、镉的质量，ng；m_0 为血样空白溶液中铅、镉的质量，ng；V 为所取的血样体积，ml。

5. 发样的测定

(1) 标准曲线的绘制：取 1.00～5.00ml(视发样中铅、镉含量而定)已预处理好的消化空白溶液于 50ml 烧杯中，加入 0.40ml 氯化汞溶液和 3.0ml 氯化铵溶液，再补加水至 20.00ml，摇匀，作为发样空白溶液。插入三电极系统，按仪器工作条件测定铅、镉的空白溶出峰高。然后加入 10.0μl 铅标准应用液Ⅰ和 5.0μl 镉标准应用液Ⅰ，连续加入标准应用液 5 次，分别测定铅、镉的溶出峰高。以加入铅、镉的质量为横坐标，相应的铅、镉溶出峰高为纵坐标，绘制标准曲线或计算回归方程。

(2) 样品测定：取与消化空白溶液相同体积的发样消化溶液于 50ml 烧杯中，加入 0.40ml 氯化汞溶液和 3.0ml 氯化铵溶液，再补加水至 20.00ml，摇匀，作为发样溶液。在与绘制标准曲线相同的条件下，测定铅、镉的溶出峰高。

(3) 分析结果：由标准曲线或直线回归方程确定发样空白溶液和发样溶液中铅、镉的质量，并按下式计算发中铅、镉的含量。

$$w=\frac{m_x-m_0}{m_\mathrm{s}}\times\frac{10.00}{V_x}\times10^{-3}$$

式中，w 为发样中铅、镉的含量，μg/g；m_x 为发样溶液中铅、镉的质量，ng；m_0 为发样空白溶液中铅、镉的质量，ng；V_x 为所取的发样消化溶液的体积，ml；m_s 为发样的质量，g。

五、注意事项

1. 采样和分析过程中，应避免铅和镉的污染。

2. 由于个体差异，不同个体生物样品中铅、镉的含量会有较大差别，在实际分析过程中，应依据所测样品中铅、镉浓度的高低，调整仪器工作条件，以满足分析的要求。

3. 玻碳汞膜电极的性能是分析成败的关键，汞膜一定要均匀完整。

4. 镀好汞膜的电极不能长时间浸泡在镀汞液或酸化的试样溶液中，以免汞膜被逐渐氧化而使其性能变差。若电极暂时不用，将其浸泡在乙醇或水中。

5. 不能用滤纸或其他纸张擦拭玻碳电极，以免损伤电极表面。电极沾污或损伤时，要在氧化铈粉水浆液中旋转抛光。

六、思考题

1. 微分电位溶出法与阳极溶出伏安法测定铅和镉有何异同点？

2. 如果试样溶液中含有铜、锌、铅和镉，溶出峰顺序如何？为什么？

3. 本实验采用标准曲线法定量，与标准加入法相比有何优缺点？

(张丽萍　梁青青)

实验九　阳极溶出伏安法测定水中痕量 Cu、Pb、Cd 的含量

一、实验目的

1. 掌握阳极溶出伏安法的基本原理和方法。

2. 熟悉阳极溶出伏安法测定水中痕量 Cu、Pb、Cd 的方法。

3. 熟悉电化学工作站的使用方法。

二、实验原理

阳极溶出伏安法的测定分为两个基本过程，先将待测金属离子在一定的电压条件下，以同位镀汞法，电解富集在玻碳电极(同位镀汞)上；然后将电压从负往正的方向扫描，使还原的金属从电极上氧化溶出，记录其氧化电流随电压的变化(氧化波)，阳极溶出伏安法的全过程可表示为

$$M^{n+} + ne + Hg \underset{\text{溶出}}{\overset{\text{富集}}{\rightleftharpoons}} M(Hg)$$

在一定条件下，溶出峰电流(i_p)或氧化波高(h)或氧化波面积(A)与金属离子的浓度(c)呈正比，即

$$i_p = kc \text{ 或 } h = kc$$

此即溶出伏安法定量的基础。溶出是富集的逆过程，但富集是缓慢的积累，溶出是突然的释放，因而作为信号的法拉第电流大为增加，从而提高测定的灵敏度。

影响峰电流大小的因素主要有预电解的时间、搅拌的速度、电极的面积、溶出时电位的扫描速度等，所以必须使测定的各种条件保持一致。

三、仪器和试剂

1. 仪器 极谱仪(或电化学工作站)，工作电极(玻碳电极)、饱和甘汞电极、Pt 辅助电极，电磁搅拌器，吸量管、移液管和容量瓶等。

2. 试剂

(1) 铜、铅、镉标准储备液(1.00mg/ml)：分别称取 Cu、Pb、Cd 各 0.1000 g，分别用 1∶2 HNO_3 10ml 加热溶解后，各定量转移至 100ml 容量瓶中，用纯水定容至刻度。也可直接使用国家标准物质中心研制的标准溶液。

(2) 铜、铅、镉标准应用液：根据需要用储备液稀释。

(3) 乙酸钠溶液(1mol/L)：称取 8.2g 乙酸钠于 100ml 烧杯中，加水溶解后，加水至约 100ml。

(4) 氯化汞溶液(2×10^{-2} mol/L)：加少量盐酸溶解 5.43g 氯化汞，用水稀释至 100ml。

(5) 氯化钾饱和溶液。

(6) 无水乙醇。

本实验所用试剂均为优级纯，所用水均用重蒸馏水。

四、实验内容

1. 水样采集和保存 采集水样，用定量滤纸过滤后加稀 HNO_3 调 pH 至 2 以下保存。

2. 水样预处理 对于含有机物较少的清洁水样，无需处理，可直接加入底液

和氯化汞溶液便可测定。对于含有机物较多的水样，需进行消化处理。取 50ml 左右水样于小烧杯中，加高氯酸 3 滴，硝酸数滴，于低温电热板上加热至小体积，以少量双蒸馏水吹杯壁，继续加热冒烟至尽，稍冷，趁热加双蒸水溶解干涸物，然后定量转移至 50ml 容量瓶中，用双蒸水定容，摇匀。对于浑浊水样，先过滤，或过滤后浓缩到一定体积，湿法消化后，再加入底液和氯化汞溶液进行测定。

3. 取 5.00ml 水样于小烧杯中，加乙酸钠溶液 0.50 ml，氯化汞溶液 1～2 滴，用电化学工作站，以玻碳电极为工作电极，饱和甘汞电极为参比电极，Pt 电极为辅助电极，选择溶出模式，富集电压–1.0V，富集时间 1min，溶出终止电位 0.0V，扫描速度和灵敏度用仪器的默认值，进行富集和溶出，记录溶出曲线，测量峰高 h。向溶液中加入铜、铅和镉的标准应用液 0.1ml(根据浓度确定加入量)，在完全相同的条件下进行富集和溶出，记录溶出曲线，测量峰高 H。

本实验的谱图有 3 个溶出峰：Cd 约 0.7 V，Pb 约 0.5 V，Cu 约 0.3 V，如要确认某一金属峰，可加入该种金属溶液，重复测定，观察谱图中第几个峰高有增高，该峰即为该种金属的溶出峰。根据该峰原来的峰高 h 及加入标准应用液后的峰高 H 即可进行定量测定。

$$h = Kc_x$$

$$H = K \cdot \frac{c_x \cdot V + c_s \cdot V_s}{V + V_s}$$

$$c_x = \frac{h \cdot c_s \cdot V_s}{(V + V_s)H - Vh}$$

式中，h 为未加入标准应用液时的溶出峰高，H 为加入标准应用液后的溶出峰高，c_s 为所加入标准应用液的浓度，V_s 为所加入标准应用液的体积。

五、注 意 事 项

1. 玻碳电极操作条件要求严格，电极表面的处理与沾污对波谱影响很大，故经常用无水乙醇，氨水或乙醇-乙酸乙酯(1∶1)混合液擦拭，必要时应抛光表面。

2. 玻碳电极表面抛光在抛光布轮上进行，抛光材料最好用 MgO 或 CaCO。条件不允许时亦可用牙膏在绒布上抛光。抛光后一定要在 2mol/L HCl 中浸泡，然后在 1mol/L $NH_3 \cdot H_2O$+1mol/L NH_4Cl 中处理。

3. Ag-AgCl 电极的处理：氯化前用药棉蘸去污粉，擦净银电极表面，用去离子水冲洗干净。以银电极为阳极，铂电极为阴极，外加 0.5V 电压，在 0.1mol/L HCl 溶液中氯化，使银电极表面逐渐呈暗灰色，即得 Ag-AgCl 电极，为使制备的电极性能稳定，可再以银电极为阴极，铂电极为阳极，外加 1.5V 电压，使 Ag-AgCl 电极还原，表面变白，然后再氯化，如此反复几次，即成。

4. 清洗电位和清洗时间要确保在整个实验过程中，电极表面的状态一致。

5. 在整个实验过程中，溶液的搅拌状态要尽量保持一致。

六、思 考 题

1. 为什么阳极溶出伏安法测定时要搅拌，而经典极谱法不要求搅拌？

2. 为什么阳极溶出伏安法可同时进行定性及定量测量？

3. 如何选择富集电位和富集时间？

4. 清洗电位和清洗时间的选择是否会影响实验结果的准确性？

(陈漫霞)

实验十 氢化物发生-原子荧光光谱法测定水中总砷含量

一、实 验 目 的

1. 掌握氢化物发生-原子荧光光谱法的基本原理及砷含量的测定方法。

2. 熟悉氢化物发生-原子荧光光谱仪的基本结构及使用方法。

3. 了解仪器工作条件和实验条件对检测的影响。

二、实 验 原 理

氢化物发生-原子荧光光谱法是利用化学反应使待测元素生成易挥发的氢化物，用氩气(载气)将其带出，导入石英原子化器中。氢化物在加热的石英管及氩氢火焰中很容易被原子化，生成的基态原子蒸气吸收特种空心阴极灯发出的特征谱线而被激发，当电子跃迁返回基态或较低能级时发出荧光。其荧光强度在一定浓度范围内与待测元素的含量呈正比，即

$$I_F = kc$$

测定溶液中的砷含量时，以盐酸为介质，硼氢化钾作还原剂，使 As^{3+}生成 AsH_3，反应式为

$$KBH_4 + 3H_2O + HCl = H_3BO_3 + KCl + 8H\cdot$$

$$As^{3+} + 5H\cdot \longrightarrow AsH_3\uparrow + H_2\uparrow$$

As^{5+}的还原反应速度较慢、效率低，需在酸性条件下，用硫脲-维生素 C 预先还原为 As^{3+}。因此，这样测得的是总砷含量。加入的硫脲、维生素 C 还具有掩蔽 Cu^{2+}等干扰离子的作用。

该方法适合于分析能生成氢化物的元素，如 As、Pb、Sb、Bi、Se、Ge、Te、Sn，以及可形成气态组分的元素，如 Hg、Cd、Zn。

由于这些元素产生的原子荧光波长均位于紫外光区，所以原子荧光仪器采用日盲光电管检测，无需分光色散系统。这样不仅仪器结构简单，还可提高仪器的灵敏度。

三、仪器与试剂

1. 仪器 原子荧光光谱仪；砷特种空心阴极灯；25ml 比色管；1ml、5ml 吸量管；20ml 移液管。玻璃器皿应在 10%盐酸溶液中浸泡。

2. 试剂

(1) 1.0mg/ml 砷标准储备溶液：国家标准物质溶液。

(2) 0.25μg/ml 砷标准使用溶液：吸取 1.0mg/ml 砷标准储备溶液，用 10% HCl(*V*/*V*)逐级稀释至 0.25μg/ml。

(3) 硫脲(50g/L)-维生素 C(50g/L)混合溶液：称取 5.00g 硫脲 $(NH_2)_2CS$、5.00g 维生素 C($C_6H_8O_6$) 溶于纯水中，稀释至 100ml，用时现配。

(4) 7g/L 硼氢化钾溶液：称取 2.00g 氢氧化钠溶于 200ml 纯水中，加入 7.00g 硼氢化钾，并使之溶解，用纯水稀释至 1000ml，用时现配。

(5) 1+1 盐酸溶液(*V*/*V*)。

(6) 1％ 盐酸溶液(*V*/*V*)，用作载流。

(7) 含砷水试样或饮用水水样。

(8) 实验用水：电导率 ≤ 1μS/cm。

四、实验内容

1. 标准系列及样品溶液的配制

(1) 标准系列溶液的配制：吸取 0.25μg/ml 砷标准使用液 0.00ml、0.20ml、0.40ml、0.80ml、1.50ml、3.00ml 于 6 个 25ml 比色管中，加盐酸(1+1)和硫脲-维生素 C 混合溶液各 2.5ml，以纯水定容，摇匀。

(2) 样品溶液：分别吸取饮用水水样 20.0ml(或含砷水试样 5.00ml)于 25ml 比色管中，加盐酸(1+1)和硫脲-维生素 C 混合溶液各 2.5ml，以纯水定容，摇匀。放置 10min 后测定荧光强度。

2. 分析测定

(1) 按仪器使用说明开启仪器，设置仪器工作参数(见附录)。

(2) 将吸液泵管分别插入载流、硼氢化钾溶液中，依次测定空白、标准系列和样品溶液。

(3) 由标准曲线计算试样和水样中砷含量。

五、注意事项

1. 测试前，应检查蠕动泵管上连接的吸液管是否已分别插入载流(或样品)及硼氢化钾的溶液内，不要放错位置。

2. 测定时，应注意载流空白值。如发现空白值较高，应检查所使用的酸中是否含有被测元素，可更换酸进行对比。同时注意容器是否被污染，如有污染则应重新处理容器，重新配制载流和 KBH_4。

六、思 考 题

1. 分析各种仪器工作条件、实验条件对检测灵敏度、精密度的影响。

2. 应如何选择和优化各种实验条件和仪器工作条件？

七、附 录

AF-610A 原子荧光仪器使用说明：

1. 开启通风设备(因测试过程中产生的氢化物等气体对人体有害)。

2. 打开仪器右箱体上盖(灯室)，安装好待测元素空心阴极灯。开启仪器主机、计算机和打印机电源。

3. 将蠕动泵管连接好，将调节手柄于最下方处开始向上扳 2 个档(即听到 2 次“咔”声)，以控制溶液流量。将紧靠仪器的内测吸液管放入“KBH_4 溶液”瓶中，外侧吸液管放入“载流”瓶中。

4. 进入仪器工作站，按操作说明，设定待测元素，并调整好工作参数，见表 2-10-1。

表 2-10-1 原子荧光仪工作参数

仪器参数	参数值	仪器参数	参数值
负高压	260～280V	测量方式	标准曲线法
灯电流	80～100mA	信号类型	峰面积
辅助阴极电流	20～40mA	读数时间	12～14s
原子化器高度	7mm	延时时间	1～2s
原子化器温度	室温档(点火)	载气流量	800～1000ml/min

5. 输入样品信息及参数：元素：As； 样品类型：液体； 含量单位：μg/L；样品重复：1～2；样品空白：是；样品量：5ml 或 20ml；稀释体积：25ml。

6. 参数设定后，空心阴极灯自动点亮。将调光器放在石英炉原子化器上方，调节空心阴极灯的上下、左右位置旋钮，使光斑对准十字线中心，光源调整到位。然后取下调光器。

7. 开启“点火”开关，原子化器上部炉丝点亮，然后预热 20～30min。

8. 预热完毕，打开 Ar 气钢瓶总阀，再调节减压阀，使输出压力为 0.15～0.20MPa。调节仪器上的载气流量旋钮，观察转子流量计，使气体流量为 800～1000 ml/min。

9. 点击计算机工具栏上的[分析]，进入标准溶液测量页面，测定载流空白。当空白值稳定后，单击 [BNK] 结束，进入标准溶液测量状态，从稀到浓依次测定标准系列各溶液，仪器自动记录荧光强度。然后单击工作曲线，仪器自动绘出 I_F-c 标准曲线。

(当红色“采样”指示灯亮时，将外侧载流吸液管放入到被测溶液中，点击读数开始采样，等“采样”指示灯熄灭时，立刻把外侧吸液管放回到载流瓶中，绿色“注入”指示灯亮，即进入分析状态。等“采样”、“注入”两指示灯同时亮时，一次测定结束。)

10. 点击样品测量，程序自动进入载流空白测定(清洗管道)。当测定数值稳定后，单击BNK结束，自动进入样品测量状态。测定样品溶液，并记录荧光信号值。仪器自动计算出样品中的砷浓度(μg/L)。

11. 测试完毕，关闭分析窗口。将两个吸液管都放入去离子水中，重新进入工作站，不需输入任何仪器工作条件，只需单击工具栏中分析和自动，进入连续运行状态，自动管路清洗 10～15 次。清洗完毕后，再点击关闭分析和自动，退出该程序。

12. 按“点火”按钮，炉丝熄灭。

13. 关闭 Ar 气钢瓶总阀门，松开减压阀。

14. 关闭仪器主机、计算机、打印机，关闭总电源。

15. 松开蠕动泵上部流量控制调节装置，防止泵管长期受压(为延长蠕动泵管的使用寿命，应定期向泵管和弧形压块中滴加硅油)。

16. 关闭抽风系统。将废液桶中的废液倒掉。清理仪器表面及工作台面，以防止仪器受酸雾侵蚀。

(张加玲)

实验十一 薄层色谱法测定复合维生素片剂中维生素 C 和烟酰胺

一、实验目的

1. 掌握薄层色谱法分离化合物的基本原理。

2. 熟悉薄层色谱法的分离步骤及操作技术。

3. 了解水溶性维生素的薄层分离、鉴定方法。

二、实验原理

维生素为人体必需微量营养素，只能通过饮食提供。存在于天然食物中的维生素含量极微(10^{-6} g)，薄层色谱法是分离鉴定天然食物中维生素的常用方法。

薄层色谱法有三种形式，即吸附色谱、分配色谱和离子交换色谱，应用最广泛的是吸附色谱。本实验是利用吸附色谱原理来分离两种维生素。吸附色谱是将吸附剂铺在玻璃板上，涂成均匀的薄层，把样品配制成溶液“点”在薄层板的一端，然后选用适当的溶剂展开，由于吸附剂对样品中不同组分的吸附能力不同，即各组分在固-液二相间的分配系数不等，经过一系列的吸附、解吸、再吸附、再解吸的交替过程后可达到彼此分离，吸附力较弱的组分 R_f值较大，吸附力较强的组分 R_f值较小。如果被分离组分是有色物质，在薄层板上就会出现明显的斑点；若为无色物质，则需另加显色剂显色，或利用荧光薄层法在紫外灯下显示样斑。根据各组分的比移值 R_f与标准品的比移值 R_f对照，可做定性鉴定；比较各组分与标准品的斑点面积，利用薄层扫描仪可直接在薄层板上进行斑点组分的定量分析，或者将斑点刮下用溶剂溶出，再选用其他分析方法，对样品组分进行定量。

维生素 C 和烟酰胺均属水溶性维生素(其结构如下图所示)，在铺有硅胶 GF_{254}粘合薄板上可选用氯仿-80％乙醇溶液-冰乙酸(6∶3∶1)为展开剂将维生素 C 和烟酰胺混合物分离。两种物质的混合物与此展开剂的极性差为：烟酰胺＜维生素 C，根据“相似相溶”的原理，与展开剂的极性差越小的组分在展开剂中的溶解度越大，越易被展开剂解吸，使 R_f值较大；反之则较小。

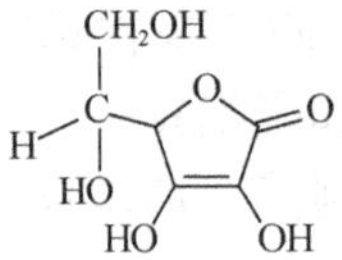

维生素C

(抗坏血酸)

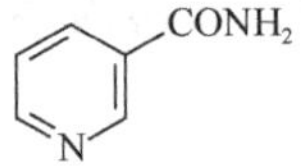

烟酰胺

三、仪器与试剂

1. 仪器 ①层析缸(7cm×9cm×4cm)；②载玻片(2.5cm×7.5cm)；③定量毛细管 4μl；④紫外分析仪(波长 254nm)；⑤烧杯、移液管、容量瓶、玻璃棒等常规玻璃器皿。

2. 试剂 ①维生素 C 对照品；②烟酰胺对照品；③复合维生素制剂；④硅胶 GF_{254}；⑤0.3％羧甲基纤维素钠(CMC-Na)；⑥展开剂：氯仿-80％乙醇溶液-冰乙酸(6∶3∶1)。

四、实验内容

1. 薄层板的制备

(1) 0.3％羧甲基纤维素钠溶液配制：称取羧甲基纤维素钠(CMC-Na)1.5g 置于 500ml 水中，加热搅拌使其溶解，取上清液备用。

(2) 将载玻片洗净表面，晾干备用。

(3) 称取 5g 硅胶 GF_{254}置于 50ml 烧杯中，加入 CMC-Na 澄清液约 14ml，边加边搅拌，搅匀后，将所得稠状物倒在 5 块载玻片上，用药勺或玻璃棒涂布使其均匀铺平，平放，使其自然晾干后，置于烘箱中 85℃活化 40min，取出置于干燥器中备用。

2. 对照液及样品溶液配制

(1) 分别准确称取维生素 C 对照品 0.6g 和烟酰胺对照品 0.2g，以 80%乙醇溶液溶解并定容至 100ml，分别得 6mg/ml 维生素 C 对照液和 2mg/ml 烟酰胺对照液。

(2) 取复合维生素制剂适量，以 80%乙醇溶液溶解稀释得样品溶液。

3. 展开剂的配制 分别量取氯仿 6ml、80%乙醇溶液 3ml、冰乙酸 1ml 于层析缸中，立即盖好缸盖，摇匀后于暗处饱和 5min。

4. 点样

(1) 在距薄层板底边 1～2cm 处用铅笔画一平行于薄板底边的横线，在此横线上做 3 个距离相等的记号，并画出距起始线 5.5cm 的溶剂前沿线(注意不得画透薄板)。

(2) 用定量毛细管分别点加维生素 C 对照液、烟酰胺对照液和样品溶液各 4μl 于薄层板上的记号处，原点直径不超过 2～3mm，然后挥干溶剂。

5. 展开 将薄层板点加样液的一端浸入展开剂中 0.3～0.5cm，待展开剂上升至溶剂前沿线时，取出薄层板，吹风机挥干溶剂后，于紫外灯(254nm)下观察，用铅笔轻轻标出各斑点的位置。

6. 定性分析

(1) 找出各斑点中心，量得原点至各斑点中心的距离，计算标准品和样品中各组分的 R_f 值。

(2) 根据 R_f 值确定样品中各组分的名称，并绘制薄板展开示意图。

五、注 意 事 项

1. 薄层应铺得均匀，厚度 0.5～1.0mm 为宜。

2. 做标记、点样时要小心，不可将薄层划破，点样时务必使前一滴溶剂挥干后再点下一滴，以免样点太大造成拖尾。

3. 展开剂应先使其在展开槽空间饱和，否则会产生“边缘效应”。

4. 展开剂浸没薄层板的高度一定要低于点样点(原点)，否则样品将溶于展开剂中，这样不仅使分离失败，而且使展开剂受污染。

5. 本实验使用的有机溶剂较多，应注意防火和防毒。实验完毕，一定要盖好缸盖，展开剂回收，不得倒入水池中。

六、思 考 题

1. 什么是“边缘效应”，如何防止边缘效应？

2. 影响 R_f 值的主要因素有哪些？

(杨晓辉)

实验十二 气相色谱法测定空气中苯系物的含量

一、实验目的

1. 掌握气相色谱法测定苯系物的原理及方法。
2. 熟悉气相色谱仪及FID的使用。
3. 熟悉色谱条件的选择原则。

二、实验原理

苯系物通常指苯的一元取代物和二元取代物，如苯、甲苯、乙苯、二甲苯、苯乙烯等。苯系物中苯为世界卫生组织公布的具有致癌、致畸、致突变作用的有害污染物，其他几种化合物对人体均有不同程度的毒性。苯系物主要来源于人类的生产活动。苯系物主要通过化工生产的废水和废气进入水环境和大气环境。

气相色谱法是以气体(载气)作为流动相的柱色谱分离技术，主要是利用物质的极性或吸附性质的差异来实现混合物的分离，它分析的对象是气体和可挥发的物质。载气携带被分析的气态混合物通过色谱柱时，各组分在流动相(载气)和固定相两相间反复分配，由于各组分的 K 值(即分配系数)不同，先后流出色谱柱得到分离。在气相色谱中，苯系物的保留时间不同，按照沸点由低到高顺序先后流出色谱柱，可以通过保留时间对样品中的苯系物进行定性分析，通过峰面积进行定量分析。

色谱定量分析，常用的方法有归一化法、外标法、内标法等，本实验采用外标法(外标标准曲线法)。试样中的苯系物先经二硫化碳萃取，然后用气相色谱柱分离，火焰离子化检测器(FID)检测。

三、仪器与试剂

1. 仪器 气相色谱仪(附FID)，毛细管柱(HP-1或DB-1，30m×0.25mm×0.25μm)，1μl、5μl、100μl微量进样器，5ml磨口具塞刻度试管，活性炭吸附采样管，吸量管等。

2. 试剂 标准物质苯、甲苯、乙苯、邻二甲苯、间二甲苯、对二甲苯，二硫化碳均为色谱纯试剂，高纯氢气(99.99%)，高纯氮气(99.99%)。

四、实验内容

1. 样品采集

(1) 采样前先对采样器进行流量校准，在采样现场将一只采样管与采样器相连，调整流量，此采样管仅作调节流量用。

(2) 敲开一支新采样管的两端，与采样器连接，以 0.2～0.6L/min 的流量采样 1～2h(废气采样时间为 5～10min)。若大气中含较多颗粒物，可在采样管前连接过滤头。同时记录采样器流量、温度、气压及采样时间、地点。

(3) 采样结束，再次记录采气流量，取下采样管，立即用四氟乙烯帽密封。

(4) 敲开另外一支采样管两端，并立即用四氟乙烯帽密封，作为现场空白和采样管一起带回实验室分析。

(5) 密封好的采样管避光保存，室温下 8h 内测定；也可放入密闭容器，–20℃箱中，保存 1 天。

2. 色谱参考条件 毛细管柱(HP-1 或 DB-1.30m×0.25mm×0.25μm)；进样口温度：150℃；检测器温度：200℃；色谱柱温度：65℃；载气：高纯氮气，流速：2.6ml/min；氢气流速：40ml/min；空气流速：400ml/min；尾吹气流速：30ml/min。

3. 标准曲线的绘制

(1) 标准储备液：用 1μl 微量注射器分别吸取色谱纯苯 0.57μl(501μg)、甲苯 0.58μl(503μg)、乙苯 0.57(500μg)、邻二甲苯 0.57μl(502μg)、间二甲苯 0.58μl(501μg)和对二甲苯 0.58μl(500μg)，用二硫化碳配成 1ml 溶液。也可以用国家标准物质：二硫化碳中苯、甲苯、乙苯、邻二甲苯、间二甲苯、对二甲苯溶液标准物质，编号 GBW(E)081624～GBW(E)081629，浓度均为 1000μg/ml。

(2) 分别取适量的标准储备液，稀释到 1.00ml 的二硫化碳中，配制质量浓度依次为 0.5μg/ml、1.0μg/ml、10μg/ml、20μg/ml、50μg/ml 的系列标准混合溶液。

(3) 将配制好的系列标准混合溶液，按照浓度由低到高的顺序依次取 1μl 进样，测量每种组分的保留时间及峰面积。每个浓度重复 3 次，取峰面积的平均值。根据目标组分的质量浓度和峰面积绘制标准曲线。

4. 样品的测定 将采样管中的活性炭倒入磨口具塞刻度试管中，加入 1.00ml 二硫化碳，塞紧管塞，放置 1h 并不时振摇。取制备好的样品溶液 1μl 注射到气相色谱仪中，记录色谱峰保留时间和峰面积，用保留时间定性，峰面积定量。每个样品重复进样 3 次，求峰面积的平均值。同时，取未经采样的活性炭管按样品管相同条件操作，测量空白管的平均峰面积。根据苯及其他组分平均峰面积，从标准曲线查得其相应的浓度。

5. 根据下式计算苯系物的浓度

$$\rho = \frac{(\rho_x - \rho_0)V}{V_0}$$

式中，ρ 为气体中被测苯系物的质量浓度，μg/L；ρ_x 为标准曲线上查得的样品中各组分的质量浓度，μg/ml；ρ_0 为标准曲线上查得的空白解吸液中各组分的质量浓度，μg/ml；V 为解吸液的体积，ml；V_0 为标准状态下的采样体积，L。

五、注 意 事 项

1. 苯系物和 CS_2 具有高毒性和易挥发性，使用时要防爆和防止中毒。

2. 使用毛细管色谱柱进样量一定要少，通常不高于 1μl。

3. 新色谱柱使用前必须老化，否则程序升温时基线不稳。

4. 进样量和分离操作条件须保持完全相同。

六、思 考 题

1. 外标法定量的依据是什么？

2. 外标标准曲线法与内标标准曲线法相比有哪些优缺点？

3. 外标法对实验条件有哪些限定？

4. 该实验中，实验条件不稳定对定量和定性结果有何影响？

七、附录(仪器的使用)

1. 开机前准备 ①根据实验要求，选择合适的色谱柱；②气路连接应正确无误，并打开载气检漏；③信号线接所对应的信号输入端口。

2. 开机测样 ①打开所需氮气气源开关，将流量调到所需值；②打开气相色谱仪和计算机电源，启动计算机，点击色谱工作站软件，联机；③设定工作参数，对进样口、柱温和检测器温度进行设置，开始升温；④当各部分温度达到所设置温度时，打开空气和氢气开关，调节流量，待流速稳定后，按“点火”按钮点火，并检查点火是否成功，点火成功后，待基线走稳，即可进样，进行色谱分析及数据采集。

3. 关机 分析结束后，先关闭 FID 的氢气和空气气源，使火焰熄灭。再将柱温、检测器温度、进样器温度设置到 50℃，待温度降至设置温度后，关闭色谱工作站软件，关闭色谱仪电源，关闭氮气。关闭气源时应先关闭钢瓶总压力阀，待压力指针回零后，再关闭稳压表开关，方可离开。

4. 气相色谱仪使用注意事项

(1) 进样：手不要拿注射器的针头和有样品部位，不要有气泡(吸样时要慢、快速排出再慢吸，反复几次，注射器针尖朝上，待气泡上走到顶部再推动活塞排出气泡)，进样速度要快，每次进样保持相同速度，针尖到气化室中部开始注射样品。

(2) 安装色谱柱：①安装拆卸色谱柱必须在常温下；②填充柱有卡套密封和垫片密封，安装卡套密封时不易拧得太紧；垫片式密封每次安装色谱柱都要换新的垫片；③观察色谱柱两头是否用玻璃棉塞好，以防止玻璃棉和填料被载气吹到检测器中；④毛细管色谱柱安装插入的长度要根据仪器的说明书而定，不同的色谱仪气化室结构不同，插进的长度也不同。

(3) 氢气和空气的比例对 FID 的影响：氢气和空气的比例一般为 1∶10，当氢气比例过大时 FID 的灵敏度急剧下降，在使用色谱时，其他条件不变的情况下，灵敏度下降要检查一下氢气和空气流速。氢气和空气有一种气体不足点火时发出“砰”的一声，随后就灭火。当火焰点着就灭，再次点着随后又灭是氢气量不足。

(4) 如何判断 FID 是否点着火：不同的仪器判断方法不同，有基流显示的看基流大小，没有基流显示的用带抛光面的金属器械凑近检测器出口，观察其表面有无水汽凝结。

(5) 如何判断进样口密封垫是否该换：进样时感觉特别容易，检测器在不进样时记录仪上有规则小峰出现，说明密封垫漏气该更换。更换密封垫时不要拧得太紧，太紧会造成进样困难，易把进样器针头弄弯。

(孙 静)

实验十三 高效液相色谱法测定尿中马尿酸和甲基马尿酸的含量

一、实验目的

1. 掌握高效液相色谱法测定马尿酸和甲基马尿酸的原理和方法。

2. 熟悉高效液相色谱仪的使用方法。

3. 了解样品组分的结构、流动相组成对样品组分保留值的影响。

二、实验原理

尿中马尿酸、甲基马尿酸分别是接触甲苯、二甲苯的生物监测指标，在规定的采样时间内测定它们在尿液中含量的变化，可以反映现场工作人员的暴露情况，在临床和职业病防治方面具有重要意义。

尿液经盐酸酸化后，用乙酸乙酯萃取其中的马尿酸和甲基马尿酸，以含少量冰乙酸(0.5%)的磷酸氢二钾溶液与甲醇(7∶3)的混合液作为流动相，C_{18} 柱分离，紫外检测器检测。保留时间定性，峰高或峰面积定量。在一定浓度范围内，马尿酸和甲基马尿酸的峰高或峰面积与其含量间呈线性关系。

三、仪器与试剂

1. 仪器 高效液相色谱仪(紫外检测器及色谱数据工作站)；C_{18} 色谱柱；旋涡混合器；离心机；水浴箱；微量注射器(50μl)；滤膜(0.45μm)；超声波清洗机；容量瓶(50ml，1000ml)；吸量管(0.5ml，1ml，5ml)；离心管(10ml)；具塞试管(10ml)等。

2. 试剂

(1) 马尿酸、甲基马尿酸(标准品)，甲醇(色谱纯)，冰乙酸、乙酸乙酯和磷酸氢二钾($K_2HPO_4 \cdot 3H_2O$)均为分析纯试剂。

(2) 马尿酸标准溶液(1.0mg/ml)：称取马尿酸 50.0mg，用纯水溶解后，定量转移至 50ml 容量瓶中，用纯水稀释至刻度，摇匀。

(3) 甲基马尿酸标准溶液(1.0mg/ml)：称取甲基马尿酸 50.0mg，用纯水溶解后，定量转移至 50ml 容量瓶中，用纯水稀释至刻度，摇匀。

(4) 1∶1 盐酸溶液：浓盐酸和纯水 1∶1 混合。

四、实验内容

1. 流动相的配制 称取 2.28g $K_2HPO_4 \cdot 3H_2O$，用纯水溶解后转入 1000ml 容量瓶中，加冰乙酸 5.0ml，用纯水稀释至刻度，摇匀。将此溶液与甲醇按照 7∶3 的比例混合，以 0.45μm 滤膜过滤，超声脱气后备用。

2. 样品采集 用聚乙烯塑料瓶收集甲苯、二甲苯接触者的班后尿，测定其比重和体积，按 100∶1 在尿液中加入 1∶1 盐酸溶液，4℃冰箱中保存。

3. 样品的预处理 移取尿样 1.0ml 于 10ml 离心管中，加入 1∶1 盐酸 0.1ml，氯化钠 0.3g，混匀后加乙酸乙酯 4.00ml，在混旋器上混旋 30s，离心 5min(1000r/min)。移取上层溶液(乙酸乙酯层)0.40ml 于 10ml 具塞试管中，用氮气将溶剂吹干，加入纯水 1.0ml，使残留物充分溶解，经 0.45μm 滤膜过滤后可进样分析。

4. 标准系列的配制 取 8 支 10ml 离心管，分别按下表 2-13-1 配制标准系列。

表 2-13-1 马尿酸和甲基马尿酸标准系列溶液的配制

编号	1	2	3	4	5	6	7	8
马尿酸标准溶液的体积(ml)	0.00	0.10	0.20	0.30	0.40	0.50	0.30	0.00
甲基马尿酸标准溶液的体积(ml)	0.00	0.10	0.20	0.30	0.40	0.50	0.00	0.30
纯水的体积(ml)	1.00	0.80	0.60	0.40	0.20	0.00	0.70	0.70
马尿酸的质量(mg)	0.00	0.10	0.20	0.30	0.40	0.50	0.30	0.00
甲基马尿酸的质量(mg)	0.00	0.10	0.20	0.30	0.40	0.50	0.00	0.30

5. 测定

(1) 色谱条件：色谱柱：C_{18} 色谱柱(150mm×4.6mm，5μm)；流动相：磷酸二氢钾溶液(含 0.5%冰乙酸)-甲醇(7∶3)；流速：1.0ml/min；检测波长：254nm；柱温：室温。

(2) 工作曲线的绘制：将上述配制好的马尿酸和甲基马尿酸混合标准系列溶液按照样品的预处理方法进行处理。按照选定的色谱条件，依次对混合标准系列进样进行色谱分析，进样量 20μl，每个浓度重复测定 3 次，计算峰面积的均值，以马尿酸和甲基马尿酸的质量为横坐标，峰面积均值为纵坐标绘制标准曲线或计算回归方程。

(3) 样品的测定：在相同条件下对样品溶液进行色谱分析，进样量 20μl，重复测定 3 次，计算峰面积的均值，保留时间定性，根据峰面积均值从标准曲线上查出样品溶液中马尿酸或甲基马尿酸的质量，或带入回归方程中进行计算马尿酸和甲基马尿酸的质量。

6. 结果处理 按下式可计算出尿中马尿酸或甲基马尿酸的浓度。

$$\rho=\frac{m\times1000}{V}\times k\times\frac{4.00}{0.40}$$

式中，ρ为尿中马尿酸或甲基马尿酸的质量浓度，mg/L；m 为由标准曲线或回归方程求得的尿中马尿酸或甲基马尿酸的质量，mg；V 为分析时所取尿液的体积，ml；k 为尿液换算成标准比重(1.020)下的浓度校正系数，即

$$k=\frac{1.020-1.000}{d-1.000}$$

式中，d 为尿样的实测比重。

五、注 意 事 项

1. 采集的尿样加入盐酸后，在 4℃冰箱中最多可保存 2 周，因此采样后样品应尽快分析。此外，尿样在分析前应充分摇匀。

2. 在样品预处理过程中，通入氮气挥发溶剂时，应注意控制氮气气流的大小，以免样品溅射，造成样品损失。

3. 不同色谱柱存在个体差异，在实际操作过程中，可根据各实验室的实验条件，适当调整流动相的配比和流速，以得到满意的实验结果。

六、思 考 题

1. 为什么高效液相色谱的流动相在使用前必须经过脱气处理?

2. 改变流动相中甲醇的比例，马尿酸和甲基马尿酸的保留时间是否发生变化？

3. 在提取马尿酸和甲基马尿酸时，为什么要对尿样进行酸化处理？

4. 为什么在流动相中加 0.5%冰乙酸？

七、附录(高效液相色谱仪仪器的使用)

1. 流动相准备 配制好适宜的流动相，根据需要选择不同的滤膜(有机膜和水系膜，0.45 或 0.22μm)过滤。

2. 脱气 对抽滤后的流动相进行超声脱气 10～20min。

3. 开机 接通电源，打开高压泵、检测器电源开关，启动计算机，双击在线色谱工作站图标，启动色谱软件，进入 HPLC 控制界面主菜单。设置方法参数，包括流动相流速、检测波长等(也可以调用以前保存的方法)；打开泵开关，泵开

始运行，检查输液管内是否有气泡，如有气泡，打开排气阀，进行排气(如果仪器有一段时间没用，或者换了新的流动相，需要先冲洗泵即直接在泵的出水口，用针头抽取)，排气完毕，关闭排气阀。

4. 测定 开启检测器，当基线稳定后即可进样，进样分为两步：load 和 inject，六通阀处于"load"位置进样，然后将六通阀转到"inject"，同时触发记录仪，记录色谱图。待全部组分出完后，再走一段基线。

5. 洗柱 实验完毕，分别用 10%甲醇-水溶液、100%甲醇溶液冲洗色谱柱各30min。

6. 关机 先关检测器、自动进样器，将输液泵的流量逐渐降低到 0 后，等仪器压力平稳后再关输液泵。

(陈利琴)

实验十四 离子色谱法测定水中 7 种阴离子的含量

一、实验目的

1. 掌握离子色谱分析法测定水中阴离子的基本原理和方法。
2. 熟悉测定阴离子的淋洗液系统的种类及一般选择方法。
3. 熟悉离子色谱仪的操作方法。

二、实验原理

以阴离子交换剂为固定相，以一定浓度的碳酸钠溶液或碳酸钠-碳酸氢钠混合液为流动相(淋洗液)，水样中 F^-、Cl^-、Br^-、NO_2^-、NO_3^-、$H_2PO_4^-$ 和 SO_4^{2-} 离子随淋洗液进入离子色谱柱，由于不同阴离子对阴离子交换剂的亲和力不同，交换和洗脱过程有所不同，导致它们在分离柱内具有不同的保留时间，即亲和力小的离子先流出色谱柱，亲和力大的离子后离开色谱柱，从而实现分离。以保留时间定性，峰高或峰面积定量。

三、仪器与试剂

1. 仪器 离子色谱仪(带自动进样装置、电导检测器)；超声波清洗机；真空泵；砂芯抽滤器；0.45μm 水相微孔滤膜；分析天平。10ml、25ml、50ml、100ml、500ml 容量瓶；50ml、100ml、250ml、500ml 烧杯；1ml、2ml、5ml、10ml 吸量管。

2. 试剂

(1) 碳酸钠洗脱储备液(0.24mol/L)：称取 12.72g 无水碳酸钠固体(于 105℃下烘干 2h，干燥器内保存)，用水溶解并稀释至 500ml，聚乙烯瓶保存。

(2) 碳酸钠洗脱使用液(3.6mmol/L)：取碳酸钠洗脱储备液 7.50ml，用水稀释至 500ml，混匀，用 0.45μm 水相微孔滤膜过滤，聚乙烯瓶保存。

(3) 7 种单一阴离子标准储备液(1.00mg/ml)：分别准确称取 0.2210g 氟化钠、0.1651g 氯化钠、0.1288g 溴化钠、0.1500g 亚硝酸钠、0.1371g 硝酸钠、0.1237g 磷酸二氢钠(于干燥器内干燥 24h 以上)和 0.1480g 硫酸钠(于 105℃下烘干 2h，干燥器内保存)，用水溶解，分别转移到 7 只 100.00ml 容量瓶中，加入 1.00ml 碳酸钠洗脱储备液，用纯水稀释至刻度，混匀。

(4) 7 种单一阴离子标准使用液(10.00mg/L)：吸取上述 7 种阴离子标准储备液各 1.00ml，分别置于 7 只 100ml 容量瓶中，各加入 1.00ml 碳酸钠洗脱储备液，用水稀释至刻度，混匀。

(5) 7 种混合阴离子标准使用液　按表 2-14-1 分别吸取一定量上述 7 种单一阴离子标准储备液于 100ml 容量瓶中，加入 1.00ml 碳酸钠洗脱储备液，用水定容至刻度。

表 2-14-1　7 种混合阴离子标准溶液

阴离子	F^-	Cl^-	Br^-	NO_2^-	NO_3^-	$H_2PO_4^-$	SO_4^{2-}
取样体积(ml)	0.20	1.00	1.00	0.20	1.00	2.50	2.50
浓度(mg/L)	2.00	10.00	10.00	2.00	10.00	25.00	25.00

实验用氟化钠、氯化钠、溴化钠、亚硝酸钠、硝酸钠、磷酸二氢钠、硫酸钠和碳酸钠均为色谱纯或优级纯；除水样外，实验用水为去离子水或石英亚沸蒸馏水(电阻率≥10MΩ·cm)。

四、实验内容

1. 样品处理　取 99ml 水样，加入 1ml 碳酸钠洗脱储备液，混匀，用 0.45μm 水相微孔滤膜过滤，备用，用去离子水作样品空白。

2. 7 种混合阴离子标准系列溶液配制　分别吸取上述 7 种阴离子混合标准使用液 0.50ml、1.00ml、2.50ml、5.00ml 和 8.00ml 于 5 只 10ml 容量瓶中，各加 0.10ml 碳酸钠洗脱储备液，用水定容至刻度。混合标准系列溶液浓度如表 2-14-2。

表 2-14-2　7 种混合阴离子标准系列溶液

标准系列编号	标准系列浓度(mg/L)						
	F^-	Cl^-	Br^-	NO_2^-	NO_3^-	$H_2PO_4^-$	SO_4^{2-}
1	0.10	0.50	0.50	0.10	0.50	1.25	1.25
2	0.20	1.00	1.00	0.20	1.00	2.50	2.50
3	0.50	2.50	2.50	0.50	2.50	6.25	6.25
4	1.00	5.00	5.00	1.00	5.00	12.50	12.50
5	1.60	8.00	8.00	1.60	8.00	20.00	20.00

3. 仪器工作条件 Shodex IC SI-52 4E 色谱柱(250mm×4.0mm，5μm)或相同性能色谱柱；抑制柱：电渗析离子交换膜抑制器，抑制电流(70±5)mA；检测器：抑制性电导检测器；保护柱；洗脱液流量：0.7ml/min；进样量 100μl(进样器设置 2.0ml)。

4. 样品测定

(1) 定性分析：开启离子色谱仪，设定好仪器工作条件，待基线稳定后，分别放进单一阴离子标准使用液，测量各阴离子的保留时间。

(2) 定量分析：在相同仪器工作条件，依次放进混合阴离子标准系列溶液、样品空白和样品溶液，记录色谱图，经图谱处理和定性分析后，仪器自动以混合标准系列各阴离子浓度为横坐标，以相应的峰高或峰面积为纵坐标，分别绘制标准曲线，然后分别从各自的标准曲线上直接对应出样品空白和样品溶液中各种阴离子的浓度。

5. 结果计算 按下式计算水样中各种阴离子的含量。

$$c = \frac{c_1 - c_0}{0.99}$$

式中，c 为水样中阴离子含量，mg/L；c_1 为由仪器直接给出的水样中阴离子浓度，mg/L；c_0 为由仪器直接给出的样品空白中阴离子浓度，mg/L；0.99 为水样体积换算系数。

五、注意事项

1. 亚硝酸盐不稳定，临用现配。

2. 所用洗脱液和样品应经 0.45μm 水相微孔滤膜过滤，没有在线脱气的离子色谱仪还需用超声波清洗机进行脱气处理。

3. 相对于其他离子，水样中 SO_4^{2-} 浓度较高，如上述实验发现水样中 SO_4^{2-} 浓度超过标准曲线范围，应用去离子水进行二次稀释后单独进行测定。

4. 离子色谱柱较长时间(1 周以上)不用时，应用 3%硼酸保存，用去离子水冲洗恒流泵。

六、思考题

1. 简述离子色谱法的分离机制。

2. 为什么在每一试液中都要加入 1%的洗脱储备液成分？

3. 为什么离子色谱柱不需要再生，而抑制柱需要再生？

4. 简述电渗析离子交换膜抑制器的工作原理及其优点。

(孟佩俊)

第三章　设计性实验与考核实验

第一节　设计性实验

设计性实验是卫生化学实验中独立或结合课程开设的具有探索性质的实验。学生在掌握了一定的实验技能和方法的基础上，运用所学知识，自行提出问题，进行选题并设计研究方案，通过实施实验、观察实验结果、对实验结果进行分析处理等环节，最终得出研究结论。旨在培养学生的创新意识和创新能力，提高学生发现问题、分析问题和解决问题的能力。

设计性实验具有如下特点。

1. 实验内容的综合性　学生综合运用所学理论知识和实验技能设计和完成实验项目，重点培养学生综合应用所学知识分析和解决实际问题的能力。

2. 实验操作的独立性　实验只有任务，没有指导书。学生自己查阅文献资料，设计实验方案，进行实验。整个实验过程中，以学生为主体，教师只起引导和启发作用，充分发挥学生的主观能动性和创造性。

3. 实验过程的研究性　实验带有对学生进行初步科学研究训练的特点。方案的完成可能有多种方法，初定的实验方案可能会在实验过程中不断修正和完善。这种模式给学生提供了较宽阔的思考空间，可以发挥各自的思维和想象力，使学生的创新意识和创新能力受到启发和锻炼。

在整个实验过程中，教师的任务就是引导和启发学生独立思考，自己解决问题的能力。

一、实验目的

1. 培养学生运用所学知识提出问题，分析问题和解决问题的能力。
2. 对学生进行初步科学研究训练。
3. 培养学生的创新意识和创新能力。

二、实验内容

设计性实验的内容主要包括以下几部分。

1. 选题　设计性实验的题目，可以由教师提出选题原则和要求，由学生查阅文献自己确定题目，也可以由教师根据课程特色和实验室的条件推荐部分题目供学生自由选择。重点培养学生关注社会热点、难点问题和学科前沿问题的能力，发现问题的能力及文献检索能力。指导教师应提前几周布置任务，包括要求和时间安排及在选题方面给予指导。

2. 查阅文献 针对所选题目，充分查阅文献资料，了解该课题的研究进展，总结文献资料，为自己设计方案提供思路。重点培养学生的文献阅读、理解能力及文献总结能力。指导教师应在文献查阅方法、检索手段及资源库方面给予指导。

3. 设计实验方案 在查阅和综述文献的基础上，运用所学知识设计实验方案，论证实验方案的可行性、实验过程中可能遇到的问题及解决的措施，结合现有的实验条件，撰写实验设计书。实验方案应该包括：①实验题目；②分析方法概述(列出方法的要点，注明出处，并与后面的参考文献呼应)；③拟定方法的理论依据；④所需仪器、试剂的计划用量及配制方法；⑤具体实验步骤；⑥实验结果(计算及表示)；⑦注意事项；⑧参考文献等。要求实验方案切合设计，可操作性强，试剂原料价廉易得。重点培养学生运用所学知识分析问题和解决问题的能力。指导教师应对设计方法、方案的论证等方面给予引导。

4. 论证实验方案 教师组织学生对拟定的实验方案进行交流、讨论和完善。论证方案包括陈述、讨论、总结。学生陈述自己的方案，大家对方案提出意见和建议，指导教师进行整体总结。重点培养学生运用所学知识分析问题和解决问题的能力，学生不仅可以相互交流，发现自己方案的不足，还可以从其他学生方案的讨论中受到启发。这里指导教师的引导和启发尤为重要。

5. 完善实验方案 根据实验方案论证中提出的意见和建议，进一步查阅相关文献，进行修改和完善，最终确定实验方案。

6. 实施实验方案 学生按照自己设计的实验方案进行实验。在实验过程中，可能会出现意想不到的现象和问题，可通过进一步查阅资料和指导教师讨论，分析可能发生的原因，修改实验方案，继续实验。这种情况甚至会多次出现，需多次修改实验方案，直到最后解决问题。

7. 总结实验结果 根据实验所得数据和结果进行分析总结，得出实验结论，撰写实验报告。实验报告按照研究论文的格式书写，包括题目、前言、材料与方法、结果与讨论、结论和参考文献等。

三、参考选题

(一)建立饮料中20种食品添加剂的检验方法

1. 实验内容 建立饮料中20种食品添加剂(咖啡因、3种甜味剂、9种防腐剂和7种着色剂)的HPLC方法。

2. 实验要求 了解样品组分和性质等重要信息；明确实验的目的(定性或定量，单组分或多组分、准确度和精密度要求，样品量等)；样品的预处理方法(直接进样，需稀释、pH缓冲，需要提取等)；检测器(紫外光、荧光等)；分离方法(初始条件建立的依据，改善分离效果，完善方法，方法的适用性)，最后建立其含量测定方法并对实际样品进行测定。

(二)含氟牙膏中氟离子含量的测定

1. 实验内容 对几种氟离子测定方法进行研究和比较。

2. 实验要求 通过查阅文献，对牙膏中氟离子含量的测定方法综合评述。设计实验方案，对不同方法、不同仪器、不同方法进行对比。

(三)食用菌中有害重金属的测定

1. 实验内容 常见的食品菌(如香菇、草菇、猴头菇等)中重金属(铅、镉、汞、砷等)的测定。

2. 实验要求 了解食品菌的类型、特点；重金属的种类和危害等；常见样品的预处理方法、测定方法的比较。

第二节 考核实验

一、实验内容

(一)荧光分光光度法测硫酸奎宁的含量

取 6 只 50ml 容量瓶，分别移取 100μg/ml 硫酸奎尼标准溶液 1.00ml、2.00ml、3.00ml、4.00ml、5.00ml 和样品溶液 2.50ml，用 0.050mol/L 硫酸溶液稀释至刻度，摇匀。激发波长 365nm，发射波长 440nm 测定标准系列、样品溶液和 0.05mol/L 硫酸溶液的荧光强度，平行测定 2 次，计算荧光强度的平均值。以荧光强度的平均值为纵坐标，标准系列溶液浓度为横坐标绘制标准曲线，或求回归方程。根据样品溶液的荧光强度在标准曲线上查得样品溶液中硫酸奎宁的浓度，或将样品溶液的荧光强度代入回归方程求得样品溶液中硫酸奎宁的浓度。

(二)磺基水杨酸法测定水中微量铁

取 6 只 50ml 容量瓶，分别移取 10μg/ml 铁标准溶液 0.00ml、0.50ml、1.00ml、1.50ml、2.00ml、2.50ml，分别加入 20%磺基水杨酸 2.5ml，然后加 1∶1 氨水，使溶液由红色转变为稳定的黄色，再过量 1ml，去离子水稀释至刻度。在 420nm 处，以去离子水作参比，测定吸光度。以吸光度对浓度进行线性回归，求回归方程。移取 10.00ml 水样于 50ml 容量瓶中，按以上条件配制溶液，测定吸光度，代入回归方程，求水样中铁的含量。

(三)电位分析法测定水中氟的含量

移取 50.00ml 水样于 100ml 容量瓶中，加入 TISAB 溶液 10ml，用去离子水稀释至刻度，摇匀。倒入一干净的烧杯中，插入电极，在搅拌下待电位稳定后读数。加入 1.000×10^{-2}mol/L 氟离子标准溶液 0.1ml，在搅拌下待电位稳定后读数。计算水中氟离子的含量。

二、考核要求

本实验为考核实验，考核学生在学习卫生化学理论和实验操作后，对理论的理解、运用能力及对实验技能的掌握程度。具体如下。

1. 预习要求 根据教师的指导要求，查阅相关资料，依据考核项目含量测定的原理(用化学方程式表示)，含量测定结果的计算；列出实验所用各种仪器的名称、规格及数量；写出所用试剂；写出溶液的配制和标定方法；分析本实验成败的关键，列出操作要点及注意事项；对整个实验做出安排。

2. 实验操作要求 各种仪器正确使用，各种玻璃器皿的洗涤及正确使用。

3. 实验报告要求 原始记录真实、准确，符合要求；实验报告书写规范；测定结果与实际相符，并在规定的误差范围内。

4. 应在规定时间内完成考核内容。

(毋福海)

参考文献

杜晓燕. 2007. 卫生化学实验. 北京：人民卫生出版社.
黄沛力. 2015. 仪器分析实验. 北京：人民卫生出版社.
康维钧. 2012. 卫生化学实验. 北京：人民卫生出版社.
李发美. 2004. 分析化学实验指导. 第 2 版. 北京：人民卫生出版社.
让蔚清. 2010. 预防医学实验方法与技能. 北京：人民卫生出版社.
宋桂兰. 2015. 仪器分析实验. 第 2 版. 北京：科学出版社.
孙成均. 2015. 生物材料检验. 第 2 版. 北京：人民卫生出版社.
袁吕江. 2015. 药物化学实验教程. 北京：科学出版社.
中华人民共和国国家标准. GB/T 5750.5-2006. 生活饮用水标准检验方法 无机非金属指标.
中华人民共和国化工行业标准. HG/T 3539-2012. 工业循环冷却水中铁含量的测定 邻菲啰啉分光光度法.
中华人民共和国环境保护行业标准. HJ/T 345-2007. 水质 铁的测定 邻菲啰啉分光光度法.
中华人民共和国卫生行业标准. WS/T 19-1996. 尿中铅的微分电位溶出测定方法.
中华人民共和国卫生行业标准. WS/T 21-1996. 血中铅的微分电位溶出测定方法.
中华人民共和国卫生行业标准. WS/T 33-1996. 尿中镉的微分电位溶出测定方法.
中华人民共和国卫生行业标准. WS/T 93-1996. 血清中铜的火焰原子吸收光谱测定方法.
中华人民共和国卫生行业标准. WS/T 95-1996. 尿中锌的火焰原子吸收测定方法.
邹学贤. 2006. 分析化学实验. 北京：人民卫生出版社.

附　　录

附表 1　相对原子质量

元素		相对原子质量	元素		相对原子质量	元素		相对原子质量
名称	符号		名称	符号		名称	符号	
银	Ag	107.8682(2)	氦	He	4.002602(2)	铷	Rb	85.4678(3)
铝	Al	26.981538(2)	铪	Hf	178.49(2)	铼	Re	186.207(1)
氩	Ar	39.948(1)	汞	Hg	200.59(2)	铑	Rh	102.90550(2)
砷	As	74.92160(2)	钬	Ho	164.93032(2)	钌	Ru	101.07(2)
金	Au	196.96655(2)	碘	I	126.90447(3)	硫	S	32.066(6)
硼	B	10.811(7)	铟	In	114.818(3)	锑	Sb	121.760(1)
钡	Ba	137.327(7)	铱	Ir	192.217(3)	钪	Sc	44.955910(8)
铍	Be	9.012182(3)	钾	K	39.0983(1)	硒	Se	78.96(3)
铋	Bi	208.98038(2)	氪	Kr	83.80(1)	硅	Si	28.0855(3)
溴	Br	79.904(1)	镧	La	138.9055(2)	钐	Sm	150.36(3)
碳	C	12.0107(8)	锂	Li	6.941(2)	锡	Sn	118.710(7)
钙	Ca	40.078(4)	镥	Lu	174.967(1)	锶	Sr	87.62(1)
镉	Cd	112.411(8)	镁	Mg	24.3050(6)	钽	Ta	180.9479(1)
铈	Ce	140.116(1)	锰	Mn	54.938049(9)	铽	Tb	158.92534(2)
氯	Cl	35.4527(9)	钼	Mo	95.94(1)	碲	Te	127.60(3)
钴	Co	58.933200(9)	氮	N	14.00674(7)	钍	Th	232.0381(1)
铬	Cr	51.9961(6)	钠	Na	22.989770(2)	钛	Ti	47.867(1)
铯	Cs	132.90545(2)	铌	Nb	92.90638(2)	铊	Tl	204.3833(2)
铜	Cu	63.546(3)	钕	Nd	144.24(3)	铥	Tm	168.93421(2)
镝	Dy	162.50(3)	氖	Ne	20.1797(6)	铀	U	238.0289(1)
铒	Er	167.26(3)	镍	Ni	58.6934(2)	钒	V	50.9415(1)
铕	Eu	151.964(1)	氧	O	15.9994(3)	钨	W	183.84(1)
氟	F	18.9984032(5)	锇	Os	190.23(3)	氙	Xe	131.29(2)
铁	Fe	55.845(2)	磷	P	30.973761(2)	钇	Y	88.90585(2)
镓	Ga	69.723(1)	铅	Pb	207.2(1)	镱	Yb	173.04(3)
钆	Gd	157.25(3)	钯	Pd	106.42(1)	锌	Zn	65.39(2)
锗	Ge	72.61(2)	镨	Pr	140.90765(2)	锆	Zr	91.224(2)
氢	H	1.00794(7)	铂	Pt	195.078(2)			

注：括号内的数字指末位数字的不确定度。

附表 2　化合物的相对分子质量

化合物	相对分子质量	化合物	相对分子质量
Ag_3AsO_4	462.53	$FeSO_4 \cdot (NH_4)_2SO_4 \cdot 6H_2O$	392.13
$AgBr$	187.77	H_3AsO_3	125.94
$AgCl$	143.35	H_3AsO_4	141.94
$AgCN$	133.89	HBr	80.912
Ag_2CrO_4	331.73	HCl	36.461
AgI	234.77	$HClO_4$	100.47
$AgNO_3$	169.87	HCN	27.026
$AgSCN$	165.95	$HCOOH$	46.026
Al_2O_3	101.96	CH_3COOH	60.052
$Al(OH)_3$	78.00	H_2CO_3	62.025
$Al_2(SO_4)_3$	342.14	$H_2C_2O_4$	90.035
As_2O_3	197.84	$H_2C_2O_4 \cdot 2H_2O$	126.07
As_2O_5	229.84	HF	20.006
As_2S_5	246.02	HI	127.91
$BaCl_2 \cdot 2H_2O$	244.27	HIO_3	175.91
$Ba(OH)_2$	171.34	HNO_3	63.013
$BaSO_4$	233.39	HNO_2	47.013
$CaCl_2$	110.99	H_2O	18.015
$CaCO_3$	100.09	H_2O_2	34.015
CaC_2O_4	128.10	H_3PO_4	97.995
CaO	56.08	H_2S	34.08
$Ca(OH)_2$	74.09	H_2SO_3	82.07
$CdCl_2$	183.32	H_2SO_4	98.07
$Ce(SO_4)_2$	332.24	$HgCl_2$	271.50
$CoCl_2$	129.84	Hg_2Cl_2	472.09
$CoCl_2 \cdot 6H_2O$	237.93	HgI_2	454.40
Cr_2O_3	151.99	$Hg_2(NO_3)_2$	525.19
CO_2	44.01	$Hg(NO_3)_2$	324.60
$CuCl_2$	134.45	HgO	216.59
CuI	190.45	HgS	232.65
$Cu(NO_3)_2$	187.56	I_2	253.81
CuO	79.545	$KAl(SO_4)_2 \cdot 12H_2O$	474.38
Cu_2O	143.09	KBr	119.00
$CuSO_4$	159.60	$KBrO_3$	167.00
$CuSO_4 \cdot 5H_2O$	249.68	KCl	74.551
$FeCl_3$	162.21	$KClO_3$	122.55
$FeNH_4(SO_4)_2 \cdot 12H_2O$	482.18	$KClO_4$	138.55
FeO	71.846	KCN	65.116
Fe_2O_3	159.69	K_2CO_3	138.21
Fe_3O_4	231.54	K_2CrO_4	194.19
$FeSO_4$	151.90	$K_2Cr_2O_7$	294.18
$FeSO_4 \cdot 7H_2O$	278.01	Na_3PO_4	163.94
$KHSO_4$	136.16	$Na_2S \cdot 9H_2O$	240.18

续表

化合物	相对分子质量	化合物	相对分子质量
KI	166.00	NaSCN	81.07
KIO_3	214.00	Na_2SO_3	126.04
$KMnO_4$	158.03	NH_4Cl	53.491
$KNaC_4H_4O_6 \cdot 4H_2O$	282.22	$NH_3 \cdot H_2O$	35.05
KNO_3	101.10	$(NH_4)_2CO_3$	96.086
KNO_2	85.104	$(NH_4)_2C_2O_4$	124.10
KOH	56.106	NH_4HCO_3	79.055
KSCN	97.18	$(NH_4)_2HPO_4$	132.06
$K_3Fe(CN)_6$	329.25	$(NH_4)_2MoO_4$	196.01
K_2SO_4	174.25	NH_4NO_3	80.043
$MgCl_2 \cdot 6H_2O$	203.30	$(NH_4)_3PO_4 \cdot 12MoO_3$	1876.35
$MgNH_4PO_4$	137.32	$(NH_4)_2SO_4$	132.13
MgO	40.304	NO	30.006
$Mg_2P_2O_7$	222.55	NO_2	46.006
$MgSO_4 \cdot 7H_2O$	246.47	P_2O_5	141.94
MnO_2	86.937	PbC_2O_4	295.22
$MnSO_4$	151.00	$PbCl_2$	278.10
Na_3AsO_3	191.89	$PbCrO_4$	323.20
$Na_2B_4O_7 \cdot 10H_2O$	381.37	$Pb(CH_3COOH)_2$	325.30
NaBr	102.91	$Pb(CH_3COOH)_2 \cdot 3H_2O$	379.30
NaCl	58.44	$Pb(NO_3)_2$	331.20
NaCN	49.007	$PbSO_4$	303.30
Na_2CO_3	105.99	SO_2	64.06
$Na_2CO_3 \cdot 10H_2O$	286.14	SO_3	80.06
$Na_2C_2O_4$(草酸钠)	134.00	$SnCl_2 \cdot 2H_2O$	225.65
$NaCH_3COOH$ (乙酸钠)	82.034	$SnCl_4$	260.52
$NaC_7H_5O_2$(苯甲酸钠)	144.11	$Sr(NO_3)_2$	211.63
$Na_3C_6H_5O_7 \cdot 2H_2O$(柠檬酸钠)	294.12	$ZnCl_2$	136.29
$NaHCO_3$	84.007	$Zn(CH_3COO)_2$	183.47
$Na_2HPO_4 \cdot 12H_2O$	358.14	$Zn(NO_3)_2$	189.39
$Na_2H_2Y \cdot 2H_2O$	372.24	ZnO	81.38
$NaNO_2$	68.995	$ZnSO_4$	161.44
$NaNO_3$	84.995	$ZnSO_4 \cdot 7H_2O$	287.54
NaOH	39.997		